药用化学实验指导

主　编　李　勤　郑泽均
副主编　刘　蕖　曾伟川
编　者　蔡德昌　胡开欣
　　　　张纬善　雷　燕　黄继琴

重庆大学出版社

图书在版编目（CIP）数据

药用化学实验指导 / 李勤，郑泽均主编 .-- 重庆：重庆大学出版社，2023.6

ISBN 978-7-5689-3852-5

Ⅰ. ①药… Ⅱ. ①李… ②郑… Ⅲ. ①药物化学—化学实验 Ⅳ. ① R914-33

中国国家版本馆 CIP 数据核字（2023）第 066083 号

药用化学实验指导

YAOYONG HUAXUE SHIYAN ZHIDAO

主　编　李　勤　郑泽均

责任编辑：王晓蓉　　版式设计：王晓蓉

责任校对：谢　芳　　责任印制：赵　晟

*

重庆大学出版社出版发行

出版人：饶帮华

社址：重庆市沙坪坝区大学城西路 21 号

邮编：401331

电话：（023）88617190　88617185（中小学）

传真：（023）88617186　88617166

网址：http://www.cqup.com.cn

邮箱：fxk@cqup.com.cn（营销中心）

全国新华书店经销

重庆天旭印务有限责任公司印刷

*

开本：787mm × 1092mm　1/16　印张：4　字数：101 千

2023 年 6 月第 1 版　　2023 年 6 月第 1 次印刷

ISBN 978-7-5689-3852-5　定价：20.00 元

QIANYAN

前言

为进一步贯彻落实《国务院关于印发国家职业教育改革实施方案的通知》（国发〔2019〕4号），重点关注并研究解决中等职业教育在教师、教材、教法中存在的问题，着重提高学生运用知识解决实际问题的能力，着力解决好课堂教学与岗位实践之间的关系，学校教师与企业专家合作开发符合药剂专业岗位实践需求的实验指导教材。

本实验指导以习近平新时代中国特色社会主义思想为指导，以立德树人为根本任务，将社会主义核心价值观和劳动教育融入日常教育教学中，按照中等职业教育药剂专业岗位实践需求，参照职业技能等级证书考核标准和职业技能大赛标准，对技能考核的内容和要求进行细化，梳理出操作中的关键环节，帮助学生掌握考核标准，更好地理解和掌握操作中的难点和重点。

本实验指导围绕药品生产企业的岗位实际，将药用化学实验分为基础操作、药品检验、药物制剂、药物合成四大模块共33个项目，涵盖化学溶液的通性、化学分析法检测含量、常用有机化合物的性质、常见药物制剂制备等方面，旨在对接药品生产各个岗位需求，促进药剂专业学生对药品生产实践知识的掌握和应用。此外，对照对口高职升学操作考试大纲，本实验指导将升学技能考试项目融入其中，为学生考取职业技能等级证书和升学考试提供技术支撑。

限于编者水平，书中不足之处在所难免，恳请使用本书的读者提出宝贵意见和建议，以便我们及时改进和完善。

编　者

2022年6月

MULU

目 录

模块一 基本操作

模块二 药品检验

模块三 药物制剂

模块四 药物合成

附录

基本操作

实验一 基本操作技能练习

※ 实验目标

1. 熟悉并自觉遵守实验室规则；
2. 掌握玻璃仪器的洗涤和干燥方法；
3. 能正确使用托盘天平、量筒等仪器；
4. 掌握研磨、称量、溶解、过滤、蒸发等基本操作。

※ 实验用品

1. 仪器：托盘天平、药匙、试管、烧杯、量筒、酒精灯、玻璃棒、胶头滴管、蒸发皿、漏斗、铁架台、石棉网、滤纸、试管夹、试管刷、称量纸。

2. 试剂：纯化水、粗盐、酒精。

※ 实验内容与步骤

粗盐的提纯按下列步骤进行：

（一）称量

调平托盘天平（图 1-1），两边放等重称量纸或洁净容器，左物右码，用砝码或游码准确称取 5.0 g 研磨后粉末状粗盐固体。

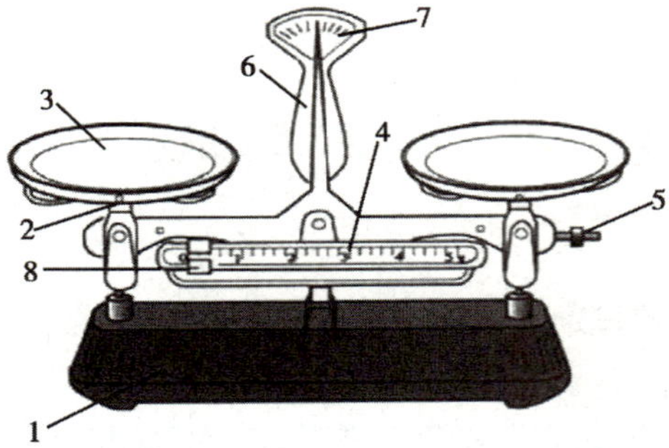

图 1-1 托盘天平

1—底座；2—托盘架；3—托盘；4—标尺；5—平衡螺母；6—指针；7—分度盘；8—游码

（二）溶解

将称好的 5.0 g 粗盐放入洁净的小烧杯中，用量筒量取约 20 mL 水倒入烧杯中，用玻璃棒搅拌，使氯化钠晶体完全溶解。

（三）过滤

1. 根据漏斗大小取滤纸一张，对折两次，一边三层，一边一层展开滤纸，尖端向下放在漏斗中（滤纸边缘应低于漏斗口），用手指压住滤纸并用纯化水润湿，赶走纸和壁之间的气泡，使纸紧贴在漏斗内壁（图 1-2）。

2. 把漏斗放在漏斗架上或铁架台的铁圈上，调整好适当的高度。取一只洁净烧杯放在漏斗下面，漏斗下嘴紧靠烧杯内壁。

3. 将玻璃棒下端轻触三层滤纸处，将粗盐溶液引流入漏斗中（液面应低于滤纸边缘），先过滤上层液，再过滤下层液，得到澄清精盐溶液。

（四）蒸发结晶

1. 将滤液全部倒入洁净的蒸发皿中，置于三脚架或铁架台铁圈上，用酒精灯直接加热蒸发浓缩，同时不断用玻璃棒搅拌（图 1-3）。

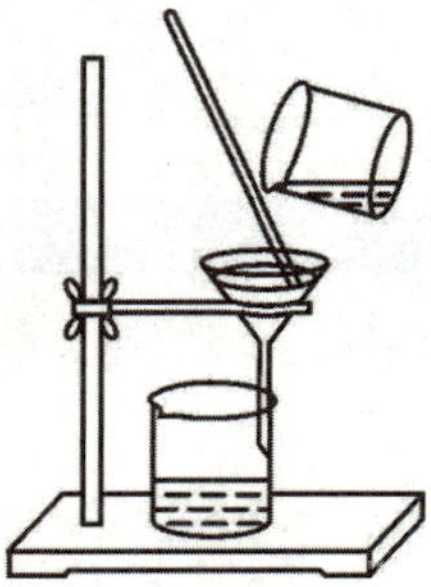

图 1-2　过滤装置

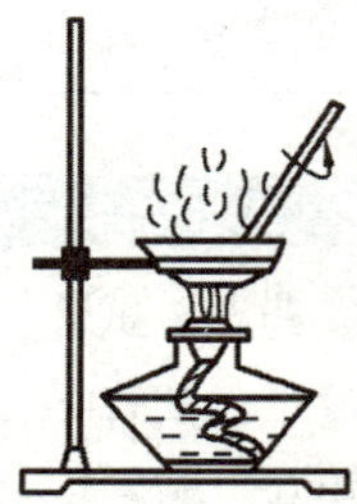

图 1-3　蒸发装置

2. 待水分快要蒸干时，为避免温度过高精盐颗粒向外溅出损耗，应采用断断续续加热的方式，反复多次利用余热将残留的少量水分完全蒸干，直至不再冒出水汽为止，即得到纯白的精制食盐。此时，精盐应为白色粉末状小颗粒。

（五）再称量

重新调平天平，称所得精盐的质量，记作 $m_{精}$。

（六）计算

提纯率 α 按下式计算：

$$\alpha = \frac{m_{精}}{m_{粗}} \times 100\%$$

（七）清场

将药品放回原处，回收试剂倒入指定容器，废纸丢至垃圾桶中，洗净所用仪器，擦净操作台面。

※ 注意事项

1. 天平称量前需调平、调零，用称量纸或者量器称取药品，药品不得直接放入托盘称量。

2. 烘干时，为防止外溅损耗，应采用小火加热方法反复利用余热完全蒸干水分（不再冒汽为止）。

3. 精盐中水分完全蒸干后应呈白色粉末颗粒状。

4. 操作过程中，应注意避免精盐损耗。

※ 实验思考

1. 如何在托盘天平上称量易潮解或强腐蚀性试剂的质量?
2. 简述使用过滤器过滤时“一贴二低三靠”的具体操作方法。

实验二　电子分析天平使用练习

※ 实验目标

1. 掌握电子分析天平的基本操作方法;
2. 会使用直接称量法和减重称量法称取药品的质量;
3. 会正确读数并记录称量数据;
4. 养成一丝不苟的工作态度和善于观察的习惯。

※ 实验用品

1. 仪器:电子分析天平、称量瓶、锥形瓶、小烧杯、小纸带。
2. 试剂:NaCl 固体。

※ 实验内容与步骤

(一)准备

1. 取下电子分析天平上的布罩并折叠整齐,放在天平箱后方的台面上(图 1-4)。
2. 将天平置于稳定平整的工作台上,应避免天平震动、阳光照射、气流及强电磁波干扰。

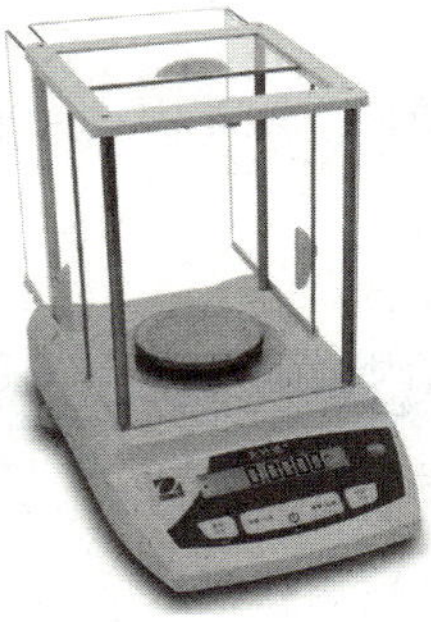

图 1-4　电子分析天平

(二)检查

1. 检查天平是否处于水平,气泡式水平仪的气泡是否处于水平仪中间的圆环内。若不水平,则调节天平脚的升降螺丝直至水平。

2. 检查天平盘与底板是否清洁,如有粉尘可用软毛刷轻扫干净。

3. 检查天平箱内的干燥剂是否失效,若失效则换上干燥脱水后的蓝色硅胶。

(三)开机

接通电源预热 30 min,轻按开关键,天平进行自检,自检完毕显示“0.000 0 g”。

（四）校准

首次使用天平必须进行校准，其操作过程如下：在秤盘上不加任何物体的情况下，按住“CAL 校准”键不松手，约过 3 s 后显示“-CAL-”时即刻松手；稍后，显示闪耀“标准砝码值”，将闪耀的“标准砝码值”的砝码置于盘上，显示“----”等待状态；稍后，显示“标准砝码值”，拿去砝码，显示变为“----”等待状态；稍后，显示“0.000 0 g”，校准结束。若校准后称量还是不准确，则按上述过程重复校准几次。

（五）直接称量法

1. 置小烧杯于秤盘上，屏幕上显示该小烧杯的质量。
2. 轻按除皮键，随即出现全零状态，小烧杯质量已去除，即去皮重。
3. 轻轻开启天平，放置 NaCl 固体于小烧杯中（左进左出），这时显示值即为 NaCl 固体的质量值。

（六）减重称量法

1. 准确称量装有试样的称量瓶的总质量，记作 $m_{总}$。
2. 取出称量瓶，悬在容器上方，使称量瓶倾斜；打开称量瓶盖，用盖轻轻敲瓶口上缘，渐渐倾出试样。
3. 估计倾出的试样接近所需要的质量时，慢慢将瓶竖起，再用称量瓶盖轻敲瓶口上部，盖好瓶盖，将称量瓶放回天平盘上，再准确称其质量，记作 m_1。
4. 两次称量之差（$m_{总}-m_1$）即为倒入接受器里的试样质量，计算倒出的试样量。

（七）读数及记录

准确读取电子分析天平称量数据（小数点后 4 位），将称量数据如实填入实验报告中。

练一练：用减重法称取 0.123 0 g、1.234 0 g、2.345 0 g 药品，准确至小数点后 3 位。

（八）整理

称量工作结束后，取出称量瓶，放回干燥器内；天平回零，关闭电源；清理工作台，罩上天平防尘罩；填写天平使用记录。

※ 注意事项

1. 称量物质的质量不得超过天平的量程。
2. 称量时，关好天平门，待数据稳定后再读数。
3. 按键前，需待天平屏显数据稳定后再进行按键操作。
4. 使用称量瓶时，应用纸带拿放。
5. 腐蚀性药品不能直接置于天平中央称量，需选用合适量器盛装进行称量操作。

※ 实验思考

1. 电子分析天平是根据什么原理设计制成的？
2. 电子分析天平有哪几种称量方法？
3. 用电子分析天平进行称量时，什么情况下使用直接称量法？什么情况下使用减重称量法？

4. 采用减重称量法称量时，如何正确使用称量瓶？

5. 在减重称量法称量过程中，若称量瓶内的试样吸湿，对称量结果有什么影响？若试样倒到烧杯后再吸湿，对称量结果是否有影响？

6. 为什么用减重称量法时可以不调零点，而直接称量法时必须调零点？

7. 甲同学用电子分析天平称量某物体，得出下列一组数据：1.210 g、1.210 0 g、1.210 00 g。哪个数据是合理的？为什么？

8. 电子分析天平的灵敏度越高，是否称量的准确度就越高？

9. 减重称量法称量过程中能否用小勺取样？为什么？

实验三　容量瓶的检漏和洗涤

※ 实验目标

1. 明确容量瓶检漏的原因；
2. 会规范进行容量瓶的漏液检查和洗涤操作，手法正确；
3. 具有严谨、细心的工作态度。

※ 实验用品

1. 仪器：50 mL、100 mL 容量瓶各 1 个，玻璃棒，纸片。
2. 试剂：洗液、纯化水、自来水。

※ 实验内容与步骤

（一）检漏

1. 向容量瓶内倒入半瓶自来水，塞紧瓶塞，擦干外壁，用右手食指顶住瓶塞，另一只手五指托住容量瓶底，将其倒立（瓶口朝下）停顿约 60 s。

2. 若不漏水，将瓶正立且将瓶塞旋转 180° 后，再次倒立，停顿约 60 s，检查是否漏水。

3. 若两次操作，瓶塞处均不漏液方可使用。

（二）洗涤

1. 将容量瓶尽量保持干燥，引流倒入洗液于容量瓶中（小容量瓶可装满洗液浸泡一定时间）约 1/3 体积洗液，塞紧瓶塞，摇动片刻，隔一段时间（较脏用时较长，较干净用时短）再摇动几次，注意内壁全部浸润。

2. 将洗液倒回原装瓶，用自来水冲洗瓶内残留的洗液两次，直至瓶内壁不挂水珠，最后再用纯化水清洗两次，倒净液体。

3. 晾干后在瓶塞和瓶口处夹一纸片，塞上瓶塞，备用。

※ 注意事项

1. 容量瓶的瓶塞与瓶身配套使用，勿损坏或弄混。
2. 容量瓶为精密仪器，内壁不能刷洗，不能加热，应自然晾干或低温烘干。
3. 洗净标准为内壁不挂水珠。
4. 配制前，不能用待装液润洗。
5. 容量瓶不能久置溶液。

※ 实验思考

1. 容量瓶内壁洗净的标准是什么？
2. 容量瓶检漏时，为什么需要停顿片刻再观察？

实验四　移液管的润洗

※ 实验目标

1. 能熟练配合使用洗耳球和移液管；
2. 会进行移液管润洗的规范操作；
3. 具有认真严谨的工作态度、规范使用仪器的习惯和爱护仪器的意识。

※ 实验用品

1. 仪器：10 mL、5 mL、2 mL 移液管各 1 支，25 mL 肚形吸量管，洗耳球，胶头，滤纸。
2. 试剂：铬酸洗液、自来水、纯化水、待吸药液。

※ 实验内容与步骤

（一）铬酸洗液的洗涤

1. 将移液管的下端口插入洗瓶中，左手拿洗耳球将洗液吸至刻度线以上 2~3 cm，用右手食指按住管口，将一个滴管用的胶头套在移液管上口，然后将移液管继续立在洗液瓶口（勿触底）。

2. 静置 5~10 min 后，将洗液放至废液瓶中，并用洗耳球将移液管中残留的洗液吹入废液瓶中。

（二）荡洗

1. 将用洗液洗过的移液管置于水龙头下，打开水阀（水流缓慢）使水从移液管上口流入，待水全部充满移液管下部或部分充满肚形吸量管球部时，用食指按住上口，将管横持，松开食指，改用两手的拇指及食指拿住管两端（勿触刻度线），来回转动移液管，使水布满全管的内壁。

2. 当水流至距上口 2~3 cm 时，将管直立，使水从尖嘴放出。

以同样操作方法洗涤 3 遍。也可用容器盛装自来水，用洗耳球吸入荡洗移液管。

（三）清洗

方法与自来水洗涤相同，用纯化水洗涤 3 遍，然后用滤纸将尖嘴内外水分吸去。

（四）待吸液的润洗

在用移液管移取溶液前，必须用所取溶液润洗 2~3 次。操作方法如下：

1. 将待吸液倒适量于一个洁净干燥的小烧杯（若要求较高，应直接在原装瓶内吸取），然后用吸液管移取，溶液吸入移液管体积的 1/3 处时，立即用食指堵住管口（要迅速，尽量勿使溶液回流，以免稀释原装液浓度），将移液管取出，用手拿住两端无刻度线部分，转动移液管，并使液体布满气管内壁。

2. 当溶液流至距移液管上口 2~3 cm 时，将管直立，使溶液从下端尖嘴放出，弃去。移液管上口只进液不能出液。

※ 注意事项

1. 使用移液管时，应选取合适量程的移液管，尽量选用精确度更小的移液管。
2. 润洗是指用待吸液洗涤，让内壁附有少量待吸液，以减小体积误差。
3. 润洗时，管内体积不宜过多和过少，应吸至移液管的容量约 1/3 时再取出。
4. 润洗 3 遍后即可吸取溶液。
5. 吸液时，手指应规范操作，应用食指堵移液管上端管口。
6. 吸液时，管内不能吸入气泡，应一次性吸入，不要回流到药液瓶内，以免污染药液和稀释药液。
7. 移液管应保持竖直进行吸液和放液。
8. 为减小体积误差，所需药液体积都应从最高标线处放出，不从中间放液。
9. 移液管使用后应立即清洗，晾干备用。

※ 实验思考

1. 移液管内的液体能不能从上口放出，为什么？
2. 用什么液体润洗移液管，能不能直接用纯化水作润洗液？

实验五　移液管的使用操作

※ 实验目标

1. 能理解移液管操作需规范使用的目的；
2. 会规范拿放和操作移液管；
3. 具有规范使用仪器的意识。

※ 实验用品

1. 仪器：2 mL、5 mL、10 mL、25 mL 移液管各 1 支，小烧杯，洗耳球，容量瓶或锥形瓶，滤纸片。

2. 试剂：待吸药液、纯化水。

※ 实验内容与步骤

（一）准备

选取合适量程移液管，并检查管口和尖嘴有无破损，观察最高刻度线数据和最小刻度分值。

（二）润洗

用待吸药液润洗管内壁 3 次，再用滤纸片擦净尖嘴外壁液体（此步骤看要求，若指明无须润洗可不操作）。

（三）吸液

1. 压住洗耳球，尽力排出球内空气，用其出气孔将移液管上口堵紧，将移液管下端出液口插入待吸液液面以下 1~2 cm，然后缓缓放松洗耳球，边吸边适当直立下移（防止吸空）。

2. 待液体吸入移液管且超出最高刻度线 1~2 cm 后，再将移液管上端堵紧并将其移出液面。

（四）调液面

1. 用吸水纸擦干移液管下端外壁液体。

2. 左手持装有废液的烧杯，将其向右倾斜约 30°，让移液管下端紧靠烧杯内壁，平视液面，将管内液面放至移液管最高线齐平。放液时，可轻轻旋转管身，齐平后需停顿约 15 s。

（五）放液

1. 将移液管转移至接收器上端，采用以上方法精准放出所需体积液体。

2. 将移液管内剩余液体排放至废液杯内。

（六）洗涤

用纯化水洗净移液管 2~3 次，然后放置到移液管架上。

（七）清场

将药品和仪器放回原处，回收试剂倒入指定容器，擦净操作台面。

※ 注意事项

1. 仪器选取：尽量选取和所需体积相等或略大量程的移液管，移液管规格选错扣分。

2. 手法：一手握洗耳球，一手拿移液管刻度线上端。食指靠近移液管上口，待按上口。

3. 吸液：右手竖立移液管，缓慢伸入试剂瓶内，勿靠近瓶内壁，插入不宜太浅和太深，1~2 cm 为宜；移液管勿大幅度摇晃，缓慢吸入液体，勿吸入气泡；吸液至最高刻度线上方 1~2 cm。

4. 调液面：将移液管向上提升离开试剂瓶（勿靠瓶内壁），立即将管尖端伸入废液杯口上方，用滤纸快速擦干尖嘴外液，再伸进废液杯口，将管尖紧靠废液杯内壁成 30° 夹角，使移液管垂直；平视管内液体，稍稍松开食指（可轻微转动管身），使管内液体缓慢下降至标线（最好恰放至最高刻度线），停顿片刻，保证凹液面、视线、刻度线三者齐平。

5. 放液：左手移走废液杯，换上接收器（锥形瓶或容量瓶），移液管直立转移所需药液，下端尖嘴与接收器成 30° 夹角，稍微松开食指，让液体从接收器内壁流下。

6. 停顿：吸液和放液后均需停顿 10~15 s。

7. 读数：准确到 0.01 mL，最后一位可估读。

8. 读数注意：部分移液管“0”刻度在上。读数原则：“0”刻度在上时直接读数；“0”刻度在下时，所放体积为初读数减去终读数。

9. 清场：排放剩余液体至废液杯，用自来水清洗移液管内壁 2~3 遍，置于移液管架晾干备用；然后将废液倒入指定回收瓶，冲洗废液杯和接收器，将药品放至原处，擦干桌面。

注意：此操作要求手法规范，动作轻柔流畅，迅速读数准确无误，吸液、放液一次到位。

※ 实验思考

1. 若准确吸取 24.80 mL 液体，应该选用哪些量程的移液管进行吸液操作？

2. 读数时，若俯视移液管会造成怎样的体积误差？

实训六　溶液配制练习

※ 实验目标

1. 掌握物质的量、摩尔质量的概念及相关计算；

2. 熟悉常见溶液浓度的表示方法、相关计算和换算方法；

3. 掌握配制溶液的操作步骤和方法。

※ 实验用品

1. 仪器：100 mL 容量瓶、托盘天平或电子秤、称量纸、烧杯、玻璃棒、100 mL 量筒、胶头滴管、药匙。

2. 试剂：NaCl 固体、Na_2CO_3 固体、纯化水。

※ 实验内容与步骤

一、容量瓶的操作练习

1. 容量瓶的外观、用途、规格。

2. 容量瓶的操作方法。

二、质量浓度溶液的配制

操作：粗略配制 10 g/L 的 NaCl 溶液 100 mL。

（一）计算

计算配制 10 g/L 的 NaCl 溶液 100 mL 所需 NaCl 固体的质量。

（二）称量

用托盘天平称取所需 NaCl 固体的质量，放入洁净小烧杯中。

（三）溶解

用量筒量取约 20 mL 纯化水倒入装有 NaCl 固体的小烧杯中，用玻璃棒搅拌使 NaCl 固体完全溶解。

（四）转移

用玻璃棒将小烧杯中的 NaCl 溶液引流至 100 mL 量筒中，然后用少量纯化水洗涤烧杯和玻璃棒 2~3 次，并将洗涤液全部倒入量筒中（图 1–5）。

（五）定容

1. 继续往量筒中加入纯化水，加到离 100 mL 刻度线 1~2 cm 处时，平稳手持量筒或将量筒置于水平桌面。

2. 平视，改用胶头滴管滴加纯化水至溶液凹液面最低处与刻度线相切（注意：视线、刻度线和液体凹液面三线合一），如图 1–6 所示。

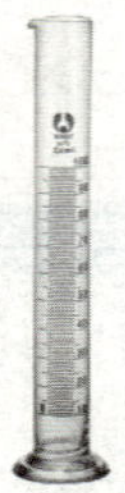

图 1–5　量筒

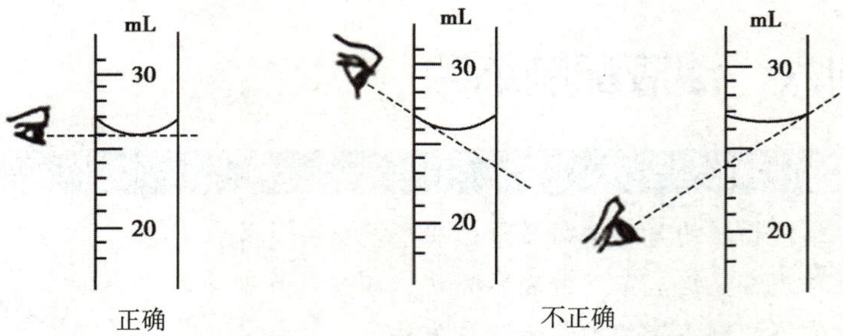

图 1–6　量筒的读数

（六）混匀

用玻璃棒搅拌混匀，即得质量浓度为 10 g/L 的 NaCl 溶液。

（七）清场

将药品和仪器放回原处，回收试剂倒入指定容器，擦净操作台面。

三、物质的量浓度溶液的配制

操作：准确配制 0.189 mol/L 的 Na_2CO_3 溶液 100 mL。

（一）计算

计算配制 0.189 mol/L 的 Na_2CO_3 溶液 100 mL 所需 Na_2CO_3 固体质量。

（二）称量

用托盘天平或电子秤称取所需 Na_2CO_3 固体的质量，放入洁净小烧杯中。

（三）溶解

用量筒量取约 20 mL 纯化水倒入烧杯中，用玻璃棒不断搅拌使 Na_2CO_3 固体完全溶解。

（四）转移

用玻璃棒引流将烧杯中的 Na_2CO_3 溶液全部倒入 100 mL 容量瓶中（容量瓶用前需检漏，不漏液方可使用），然后用少量纯化水洗涤烧杯和玻璃棒 2~3 次，并将洗涤液全部倒入容量瓶中（图 1–7）。

（五）定容

1. 继续往容量瓶中加入纯化水，待液加至 2/3 体积后取下瓶塞并平摇数次，再继续加纯化水到离刻度线 1~2 cm 处。

2. 手持量筒，平视，改用胶头滴管滴加纯化水至溶液凹液面最低处与刻度线相切。

（六）混匀

手持容量瓶，按紧瓶塞，上下摇动溶液 15 次以上，取塞排气回流（图 1–8）。

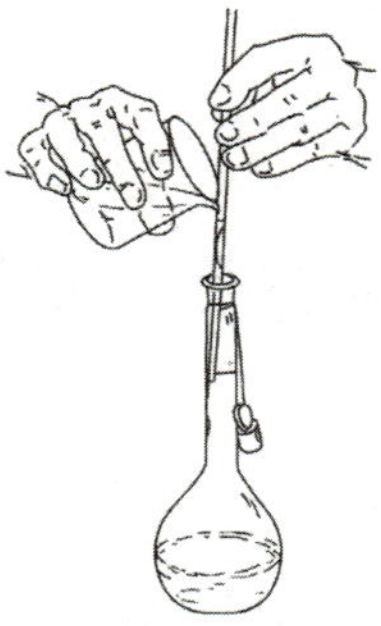

图 1-7 转移

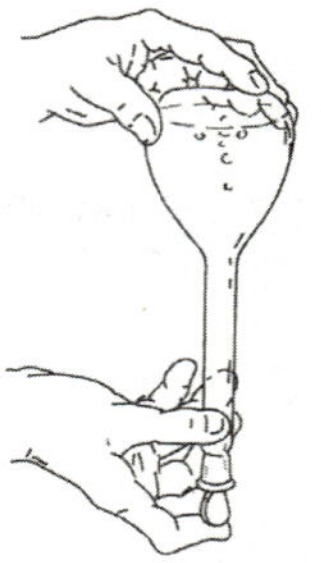

图 1-8 混匀

（七）清场

将药品和仪器放回原处，回收试剂倒入指定容器，擦净操作台面。

※ 注意事项

1. 配制前，应判断选择粗配还是准确配制。

2. 使用胶头滴管时，应保持竖直，出液嘴接近但不伸入接收器瓶口。

3. 定容时，应保持视线、刻度线和液体凹液面三线合一。若为不透明液，应以凸液面为准。

※ 实验思考

1. 将粗溶于烧杯中的溶液倒入接受器（量筒或容量瓶）后，为何要将烧杯和玻璃棒洗涤 2~3 次，并将洗涤液一并倒入接受器中？

2. 定容时，为什么要用胶头滴管滴加溶液？

3. 如何正确操作容量瓶的定容和摇匀环节？

实验七　溶液稀释练习

※ 实验目标

1. 掌握物质的量、摩尔质量的概念及相关计算；
2. 熟悉几种常见溶液浓度的表示方法；
3. 会溶液浓度的相关计算和换算；
4. 会进行溶液稀释的操作步骤和方法。

※ 实验用品

1. 仪器：100 mL 容量瓶、烧杯、玻璃棒、100 mL 量筒或量杯、洗瓶、胶头滴管。

2. 试剂：市售浓盐酸（质量分数 ω_B=0.37，密度 ρ =1.19 kg/L）或替代品、φ_B=0.95 的药用酒精、纯化水。

※ 实验内容与步骤

一、配制0.6 mol/LHCl溶液100 mL

（一）计算

根据转换公式，计算出浓 HCl 物质的量浓度，再根据稀释公式，计算出所需浓盐酸的体积。

（二）量取

用 10 mL 量筒或量杯（若需浓度精准，应选用准确度更高的吸量管或移液管量取）准确量取所需浓盐酸的体积。

（三）定容

1. 将量取的浓盐酸引流注入 100 mL 容量瓶中，并用少量纯化水洗涤量筒（或量杯）和玻璃棒，将洗涤液倒入 100 mL 容量瓶中，向容量瓶中加入纯化水至 2/3 体积，取塞平摇数次，初步混匀。

2. 继续引入纯化水至低于 100 mL 刻度线 1~2 cm，手持容量瓶平视液面，改用胶头滴管滴加，至溶液凹液面与刻度线相切。

（四）摇匀

盖紧瓶塞，将瓶内液体上下摇匀 15 次以上，取盖排气回流再盖紧。

（五）贴签

将制剂转移至试剂瓶中，填写瓶签，注明名称、浓度、配制人员、日期，贴至试剂瓶瓶身。

（六）回收

将制剂倒入指定的回收瓶内。

（七）清场

将药品和仪器放回原处，擦净操作台面。

二、配制φ_B=0.75消毒酒精100 mL

（一）计算

用稀释公式计算所需 φ_B=0.95 的药用酒精的量。

（二）量取

用 100 mL 量筒准确量取所需 φ_B=0.95 的药用酒精。

（三）定容

向量筒中加入纯化水稀释至液面距 100 mL 刻度线 1~2 cm 时，改用胶头滴管逐滴加至液面最低点与 100 mL 刻度线相切。注意需平视。

（四）混匀

用玻璃棒将溶液搅拌均匀。

（五）回收

将制剂倒入指定的回收瓶内。

（六）清场

将药品和仪器放回原处，擦净操作台面。

※ 注意事项

1. 粗略配制选用量筒即可，准确配制应选用容量瓶、移液管等准确仪器。
2. 此操作应规范且定时完成。

※ 实验思考

1. 定容临近刻度线时，为何必须改用胶头滴管？
2. 读数时，仰视或俯视会造成怎样的读数误差？

实验八　电解质溶液鉴别

※ 实验目标

1. 能掌握强弱电解质的比较、同离子效应的实验原理；
2. 会进行比较强电解质和弱电解质的实验操作；
3. 会使用酸碱指示剂和 pH 试纸检测溶液的酸碱性；
4. 能根据实验现象判断溶液之间是否发生离子反应；
5. 具有观察、分析、研究问题的能力及严肃认真的科学态度。

※ 实验用品

1. 仪器：试管、烧杯、滴管、白色点滴板、广泛 pH 试纸。
2. 试剂：锌粒、0.1 mol/L HCl 溶液、0.1 mol/L CH_3COOH 溶液、0.1 mol/L $NH_3 \cdot H_2O$ 溶液、0.1

mol/L NaOH 溶液、0.1 mol/L $AgNO_3$ 溶液、0.1 mol/L $CuSO_4$ 溶液、纯化水、酚酞溶液、甲基橙溶液、NH_4Cl 晶体。

※ 实验内容与步骤

一、比较强弱电解质

取 2 支洁净试管，分别加入 0.1 mol/L HCl 溶液、0.1 mol/L CH_3COOH 溶液 2 mL，然后各加入同样大小的锌粒 2 粒，观察反应快慢与气泡多少并解释原因。主要实验现象为________________，离子反应方程式为________________。

二、同离子效应

取 2 支洁净试管，都各加入 0.1 mol/L $NH_3 \cdot H_2O$ 溶液 2 mL 和酚酞溶液 1 滴，振荡，观察溶液显____________色。向其中一支试管加入小半勺 NH_4Cl 晶体，充分用力振摇。观察并比较两支试管颜色变化，加入晶体的试管颜色为________________，原因是________________。

三、溶液酸碱性及酸碱指示剂

1. 取 2 支洁净试管，都各加入 1 mL 纯化水和 1 滴酚酞溶液，颜色为________，然后向第一支中加入 2 滴 0.1 mol/L HCl 溶液，颜色为________；第二支加入 2 滴 0.1 mol/L NaOH 溶液，颜色为________。

2. 取 2 支洁净试管，都各加入 1 mL 纯化水和 1 滴甲基橙溶液，颜色为________，然后向第一支中加入 2 滴 0.1 mol/L HCl 溶液，第二支加入 2 滴 0.1 mol/L NaOH 溶液，颜色变化为________。

3. 用广泛 pH 试纸测定 5 种溶液的近似 pH 值并填入表 1–1 中。

洗净并擦干白色点滴板，在 5 个凹穴中各放入一小片广泛 pH 试纸，在每片试纸上分别滴加纯化水、0.1 mol/L HCl 溶液、0.1 mol/L CH_3COOH 溶液、0.1 mol/L $NH_3 \cdot H_2O$ 溶液、0.1 mol/L NaOH 液各 2 滴，将 pH 试纸显现颜色与标准比色板对照，记录数据填入表 1–1 中。

表 1–1　5 种溶液近似 pH 值测定

溶液	H_2O	HCl 溶液	NaOH 溶液	CH_3COOH 溶液	$NH_3 \cdot H_2O$ 溶液
pH 值					
酸碱性					

四、离子反应

（一）气体的生成

在洁净试管中加入 2 粒锌粒，滴入 2 mL 0.1 mol/L HCl 溶液，观察到现象为________。

（二）沉淀的生成

1. 在洁净试管中加入 0.1 mol/L NaCl 溶液 1 mL 和 0.1 mol/L $AgNO_3$ 溶液 5 滴，现象为

__________，离子反应方程式为________________。

2. 在洁净试管中加入 0.1 mol/L $AgNO_3$ 溶液 1 mL 和 0.1 mol/L NaOH 溶液 2 滴，现象为__________，离子反应方程式为________________。

3. 在洁净试管中加入 0.1 mol/L $CaSO_4$ 溶液 1 mL 和 0.1 mol/L NaOH 溶液 5 滴，现象为__________，离子反应方程式为________________。

※ 注意事项

1. 记录实验现象并写出离子反应方程式。
2. 用广泛 pH 试纸测定某种溶液的近似 pH 值时可测多次，取合理值。
3. 锌粒需回收，勿丢入水槽。
4. 勿混淆每种试剂，胶头滴管专管专用。

※ 实验思考

1. 结合本次具体药品操作，简述同离子效应过程。
2. 用最简便的化学方法鉴别 NaCl 溶液、Na_2CO_3 溶液和 NH_4Cl 溶液。

实验九　盐的水解与缓冲溶液

※ 实验目标

1. 能理解盐的水解和缓冲溶液的缓冲作用及其实际意义；
2. 会配制缓冲溶液，会验证盐的水解实验操作；
3. 具有严谨与实事求是的工作作风。

※ 实验用品

1. 仪器：白色点滴板、广泛 pH 试纸、小烧杯、试管。

2. 试剂：0.1 mol/L NaCl 溶液、0.1 mol/L CH_3COOH 溶液、0.1 mol/L CH_3COONa 溶液、0.1 mol/L NH_4Cl 溶液、0.1 mol/L HCl 溶液、0.1 mol/L NaOH 溶液、纯化水。

※ 实验内容与步骤

（一）盐的水解

洗净并擦干白色点滴板的凹穴，在 3 个凹穴中各放入一小片广泛 pH 试纸，在每片试纸上分别滴加 2 滴 0.1 mol/L NaCl 溶液、2 滴 0.1 mol/L CH_3COONa 溶液、2 滴 0.1 mol/L NH_4Cl 溶液（各代表 3 种类型盐类溶液），测定 3 种溶液的近似 pH 值（可测多次），将数据填入表 1–2 中。

表 1-2　3 种溶液的近似 pH 值测定

溶液	NaCl 溶液	CH_3COONa 溶液	NH_4Cl 溶液
pH 值			
酸碱性			
原因			

（二）缓冲溶液的缓冲作用

洗净点滴板和 5 支小号试管，给小试管编号 1—5，按表 1-3 分别滴加试剂，充分振摇，用广泛 pH 试纸分别测每支试管中溶液的 2 个数据，共计 10 个数据，填表 1-3，并说明缓冲溶液的缓冲作用。

表 1-3　缓冲溶液的缓冲作用实验表

编号	加入溶液	测 pH 值	再加入试剂	再测 pH 值
1	4 mLCH_3COOH 溶液	pH_1=	2 滴 0.1 mol/LNaOH 溶液	pH_6=
2	4 mLCH_3COONa 溶液	pH_2=	2 滴 0.1 mol/LHCl 溶液	pH_7=
3	2 mLCH_3COOH 溶液 2 mLCH_3COONa 溶液	pH_3=	2 滴 0.1 mol/L 纯化水	pH_8=
4	2 mLCH_3COOH 溶液 2 mLCH_3COONa 溶液	pH_4=	2 滴 0.1 mol/LNaOH 溶液	pH_9=
5	2 mLCH_3COOH 溶液 2 mLCH_3COONa 溶液	pH_5=	2 滴 0.1 mol/LHCl 溶液	pH_{10}=

结论：____。

※ 注意事项

1. 所用点滴板和试管凹穴须洁净干燥。
2. 按所需比例混匀所用试剂并充分摇匀。
3. 需完整填写表格。
4. 因实验所用试剂较多，勿混淆各种试剂。
5. 反应液应倒入废物缸中，试纸片或固体残渣不可倒入水槽中，以免堵塞下水道。

※ 实验思考

1. 举出两个应用实例说明盐的水解在医药上的意义。
2. HCl-NaCl 溶液能否组成缓冲溶液？为什么？

药品检验

实验十 基础分析操作练习

※ 实验目标

1. 掌握移液管、容量瓶、滴定管的操作；
2. 具有耐心细致的科研品质和一丝不苟的工作态度。

※ 实验用品

1. 仪器：移液管、容量瓶、滴定管、烧杯、洗瓶、滤纸片、锥形瓶。
2. 试剂：洗液、练习用的碱液、练习用的酸液、纯化水。

※ 实验内容与步骤

一、移液管的使用

（一）洗涤

按洗涤程序将移液管洗涤干净后，用少量待移取液润洗 3 次，以除去残留在移液管内的水分。

（二）吸取溶液

吸取溶液时，右手的拇指和中指拿住移液管颈最上方并将其插入溶液 1~2 cm，左手拿洗耳球，用拇指或掌心先把球内空气排出，然后把球的尖端插入移液管颈的上管口中，慢慢松开左手指，使溶液吸入管内，液面缓慢上升。同时需缓慢适当下移移液管，防止吸空（图 2–1）。

（三）调节液面

1. 当溶液液面至标线以上 1~2 cm 时，移去洗耳球，立即用右手食指按住管口，将移液管提出液面，置于废液杯上方。

2. 用滤纸轻拭管尖外壁，停留片刻，然后稍松食指且轻微来回旋管身使液面缓缓下降至凹液面与标线相切，立即按住管口，将移液管插入接收容器中（图 2–2）。

（四）放液

1. 将移液管竖直，稍微倾斜接收器，移液管尖与容器内壁接触。松开右手食指，溶液自然流出（图 2–3）。

2. 待全部溶液流完，移液管再停留 15 s 后，方可取出移液管。

若选用吸量管吸取少量液体，应从最高刻度线开始放液，放出所需体积液体，余下作为废液并放至废液缸。若使用的移液管上带有“吹”字，尖嘴最后 1 滴需吹至接收器中。

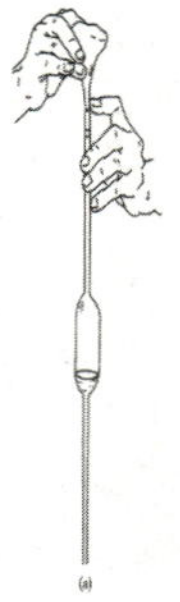

图 2-1　取液

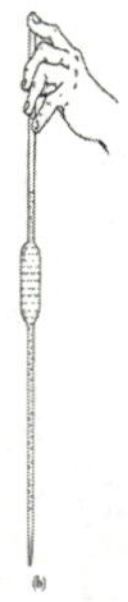

图 2-2　调节液面

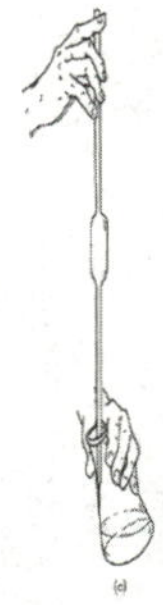

图 2-3　放液

二、滴定管的使用

（一）滴定管的准备（图2-5）

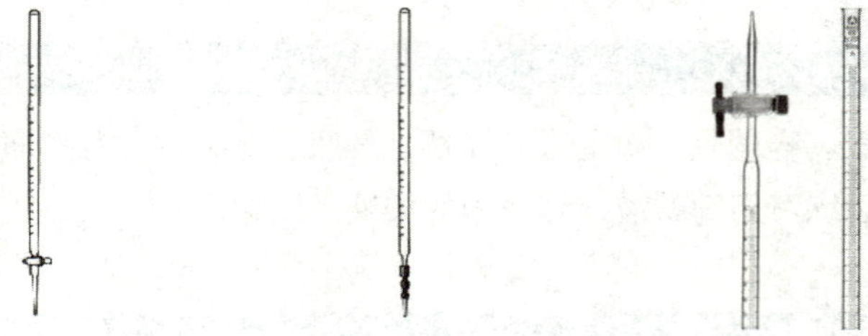

（a）酸式滴定管　（b）碱式滴定管　（c）两用滴定管

图 2-4　滴定管

（二）检漏

在滴定管内装入水，置于滴定管架上直立 2 min，观察溶液刻度是否有变化、管尖有无水滴滴下、酸式滴定管活塞缝隙或碱式滴定管橡皮管中是否有水渗出。

（三）洗涤

如果有明显油污，可先用自来水冲洗，或用滴定管刷蘸肥皂水或洗涤剂洗刷（不能用去污粉）。若仍不能洗干净，则需用洗液浸泡，然后再用自来水反复清洗，最后用纯化水淋洗 2~3 次。

（四）转移溶液

为避免滴定管中残留的水分改变待装溶液的浓度，在向滴定管中转移溶液前，先用少量待装溶液润洗 2~3 次，每次用量为滴定管体积的 1/5。冲洗时，将滴定管倾斜，并不断转动，使溶液流遍全管，然后打开活塞，将溶液自下端流出。

（五）排气泡、调零点

1. 滴定管装满溶液后，应检查管下端是否有气泡。若酸式滴定管有气泡，应快速开关活塞使溶液急速下流，除去气泡；若碱式滴定管有气泡，可将橡皮管向上弯曲，捏挤玻璃珠处的橡皮管，使溶液从尖嘴处喷出而除去气泡。

2. 将溶液面调至与零刻度线齐平，读出体积初读数并记录。

（六）滴定

1. 滴定时，滴定管下端应插入锥形瓶口少许（1 cm 左右），左手控制溶液的流速，右手前 3 个手指握住瓶颈（其余两指做辅助），沿同一方向做圆周运动旋摇，边滴边摇，使瓶内的溶液反应完全，注意不要使瓶内的溶液溅出。

2. 开始滴定时，滴定速度以每秒 3~4 滴为宜。临近终点时，滴定速度要放缓，以防滴定过量。每次滴加 1 滴或半滴标准溶液，不断旋摇，直至终点。

3. 准确读出终点体积并记录。

三、容量瓶的使用

（一）检漏及洗涤

1. 注入自来水至标线，盖紧瓶塞，一只手手指握住瓶底，另一只手手指压紧瓶塞，将瓶倒置 1 min 以上，观察瓶塞周围是否有水渗出。

2. 若不漏水，将玻璃磨口塞旋转 180° 后，再试验一次，若不漏水，即可使用。

3. 按容量仪器洗涤程序将容量瓶洗干净。

（二）定量转移溶液

1. 一手握烧杯，另一只手拿玻璃棒，将玻璃棒插入容量瓶内，其下端靠近瓶颈内壁，烧杯出液嘴紧靠玻璃棒，沿玻璃棒把烧杯中溶液定量转移入容量瓶中。

2. 待溶液全部流完后，将烧杯嘴沿玻璃棒向上提出 1~2 cm 并同时直立，使附在玻璃棒与烧杯嘴之间的溶液流回烧杯中，然后烧杯离开玻璃棒。

3. 用溶剂冲洗烧杯壁和玻璃棒，按同样方法将洗涤液转入容量瓶中，重复冲洗 3 次。

（三）定容

1. 当溶剂加至容量瓶容量的 2/3 处时，不盖瓶塞，平摇容量瓶数次，使溶液初步混匀。

2. 用溶剂稀释到离标线 1 cm 左右，等待 1~2 min，改用胶头滴管逐滴滴加溶剂，直至溶液凹液面最低点与标线相切。

（四）混匀

盖紧瓶盖，一只手手指握住瓶底（因溶液热胀冷缩，勿用掌心托住容量瓶底部），另一只手手指压紧瓶塞，倒转容量瓶摇动数次，再直立。如此反复 10~20 次，使溶液充分混合摇匀。

※ 注意事项

1. 禁止在容量瓶中进行溶质的初步溶解，应将溶质在烧杯中溶解后再转移到容量瓶中。

2. 容量瓶只能用于配制溶液，不能长期储存溶液。

3. 容量瓶禁止加热，禁止在烘箱中烘干，禁止移取太热或太冷的溶液。

4. 为减小分段误差，在使用移液管时，应以最上面刻度（0 刻度）处为起始点。

5. 移液管尖嘴易碎，使用时动作需要轻柔，防止损坏。

6. 容量瓶为精准仪器，内壁不得用毛刷刷洗，以免影响准确度。

7. 移液管吸液前，需用待吸液润洗 2~3 次；容量瓶装液前，应保证洁净干燥，无须用待装液润洗。

※ 实验思考

1. 使用移液管前，为什么需选取合适规格并检查？
2. 移液管吸液前，为什么必须用待吸液润洗？
3. 容量瓶能用待装液润洗、加热、长期储存溶液吗？
4. 移液管放液后，余下的溶液应怎么处理？

实验十一　pH 计的使用

※ 实验目标

1. 会使用 pH 计测定溶液的 pH 值；
2. 会正确准备、校准和使用 pH 计；
3. 具有耐心细致的工作态度。

※ 实验用品

1. 仪器：pH 计、小烧杯、吸量管、饱和甘汞电极、玻璃电极、温度计、吸水纸、洗瓶。

2. 试剂：标准缓冲液（25 ℃时 pH=4.00）、0.025 mol/L 的 KH_2PO_4 与 Na_2HPO_4 标准缓冲溶液（25 ℃时 pH=6.86）、0.01 mol/L 硼砂标准缓冲溶液（25 ℃时 pH=9.18）、待测 pH 试样。

※ 实验内容与步骤

一、标准缓冲溶液的配制

1. 分别称取在 115 ℃ ±5 ℃下烘干 2~3 h 的磷酸氢二钠（Na_2HPO_4）3.53 g 和磷酸二氢钾（KH_2PO_4）3.39 g，用纯化水溶解，再转移至 1 000 mL 的容量瓶中，加水至标线，摇匀，即得 pH=6.86 的标准缓冲溶液。

2. 称取硼砂（$Na_2B_4O_7 \cdot 10H_2O$）3.80 g（注意：不能烘干），用纯化水溶解，再转移至 1 000 mL 的容量瓶中，加水至标线，摇匀，即得 pH=9.18 的标准缓冲溶液。

二、pH值的测定

（一）连接

接通电源，打开仪器的电源开关（ON），如图 2-5 所示。

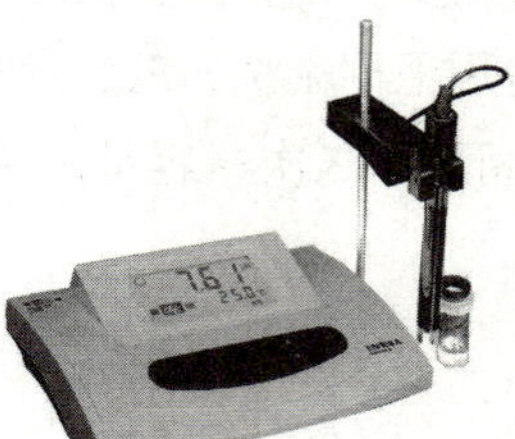

图 2-5　pH 计

（二）调节

把测量选择开关拨向“pH”档，温度补偿旋钮调至待测液温度。

（三）一次定位

1. 取出电极，用纯化水清洗，用滤纸吸干。

2. 将电极插入 pH=9.18 的缓冲溶液中，调节“温度”补偿器，所指示的温度与该缓冲溶液温度相同。

3. 调节“定位”调节器，使仪器所指示的 pH 值与该缓冲溶液的 pH 值相同。

（四）二次定位

1. 取出电极，用纯化水清洗，用滤纸吸干。

2. 将电极插入 pH=6.86 的缓冲溶液中，调节“温度”补偿器，所指示的温度与该缓冲溶液温度相同。

3. 调节“斜率”调节器，使仪器所指示的 pH 值与该缓冲溶液的 pH 值相同。

（五）测量

1. 取出电极，用纯化水清洗，用滤纸吸干。

2. 将电极插入待测溶液中，轻轻晃动烧杯，使电极周围的溶液均匀分布，待指示读数值稳定后，记下溶液的 pH 值。

（六）整理

测量完毕，清洗电极，并按规定做妥善保管。

※　注意事项

1. 电极头的球泡浸入不同液体前，需用纯化水多次冲洗后再使用。

2. 移液管尖嘴易碎，使用时动作需轻柔，防止损坏。

※　实验思考

1. 在测量溶液的 pH 值时，为什么要进行标定（定位）？

2. 电位法测定水溶液的 pH 值的原理是什么？

3. 在测量未知溶液的 pH 值时，为什么应尽量选 pH 值与它相近的标准缓冲溶液来标定 pH 计？

4. 测定溶液的 pH 值时，为什么要先用标准 pH 缓冲溶液进行定位？使用新的玻璃电极前，为什么要将它浸泡 24 h 以上？

实验十二　滴定管检漏和洗涤操作

※　实验目标

1. 掌握滴定管的拿放、漏液检查；
2. 会规范操作滴定管的洗涤；
3. 具有耐心细致的科研品质和一丝不苟的工作态度。

※ 实验用品

1. 仪器：铁架台、50 mL 或 25 mL 酸式滴定管、50 mL 或 25 mL 碱式滴定管、滤纸片、500 mL 烧杯、250 mL 烧杯。

2. 试剂：药液（口径较小试剂瓶）、纯化水。

※ 实验内容与步骤

（一）检漏

取下滴定管，左手握稳滴定管上端无刻度线处，适当向左倾斜约 30°，并将滴定管下端尖嘴部分置于废液杯内，尖嘴勿靠杯壁。向管内装入至少 1/2 体积纯化水，擦净管外水分，置于滴定架静止直立 2 min，观察 3 处：

1. 上端液面刻度有无变化，是否下降；

2. 管尖有无液滴滴下；

3. 用滤纸检查活塞缝隙或橡皮管中是否有水渗出，酸式滴定管应将活塞旋转 180° 后再观察一次，如不漏水即可使用。

若酸式滴定管漏水或活塞不润滑且转动不灵活，在使用之前，应在活塞上涂抹适量凡士林后，再重新检漏。碱式滴定管漏水无须抹凡士林，直接更换胶管或玻璃珠，再重新检漏。

（二）洗涤

如果有明显的油污，用自来水冲洗，或用滴定管刷蘸肥皂水或洗涤剂刷洗（不能用去污粉）。若仍不能洗干净，则需用洗液浸泡（用重铬酸钾洗液浸泡 24 h，再用纯化水洗涤，晾干备用）。洗净标准：管内壁不挂水珠。

一般先用自来水冲洗，然后用纯化水淋洗 2~3 次，再用待装液润洗 2~3 次。

润洗方法：用纯化水淋洗后，左手持滴定管管口上端（勿触刻度线），下端置废液杯，适当倒斜滴定管。用右手将原瓶的待装药液直接从管上端管口缓慢倒入，每次用量为滴定管体积的 1/5。再将滴定管缓慢横持并不断转动，使溶液流遍全管，然后打开活塞，将管内液体少量自下端放至废液杯，残留部分从上口倒出。重复润洗 2~3 次。

（三）清场

将药品和仪器放回原处，回收试剂倒入指定容器，整理操作台面。

※ 注意事项

1. 检查漏液前，应将滴定管充满水，调整至某一刻度线，直立仪器后再用滤纸检查是否漏液。对于带旋塞滴定管，还需将旋塞转动 180° 后再检查一次，均不滴水，方可使用；对于碱式滴定管，可移动玻璃珠或更换橡胶管再检查；对于两用管漏液，可适当旋转螺帽检查。

2. 洗涤时，管下端也要洗涤，洗涤液可少部分从下端放出，其余从上端放出。

3. 洗净的滴定管内壁应不挂水珠，否则应用专用洗液洗涤。

4. 碱式滴定管洗涤时，可取下橡皮管，安上红色胶头进行洗涤。

5. 读数时，需手持滴定管，让其自然悬垂，平视，两次读数应采用同一标准。

6. 初读数与终读数应准确至小数点后两位，最后一位估读。

7. 本操作需独立反复操作练习，直至熟练，尤其注意手法与滴速流量控制。

※ 实验思考

1. 酸式滴定管检漏时，怎样检查该管是否漏液？

2. 洗涤滴定管时，为什么需要从上口和下口分别放出部分洗涤液？

实验十三　滴定管的使用操作

※ 实验目标

1. 会规范使用滴定管；
2. 能准确调零和读数，能熟练控制滴速；
3. 具有认真严谨的工作作风。

※ 实验用品

1. 仪器：滴定架、50 mL或25 mL洁净干燥酸式滴定管、50 mL或25 mL洁净干燥碱式滴定管、250 mL 锥形瓶、大烧杯、小烧杯。

2. 试剂：药液（用 500 mL 试剂瓶盛装）、纯化水。

※ 实验内容与步骤

（一）装液

1. 用少量待装药液润洗滴定管 2~3 次（若滴定管洁净干燥，则无须用自来水和纯化水洗涤；若要求无须润洗，则直接装液）。

2. 将管下端放置废液杯口上方，倾斜滴定管（若为酸式管，需关闭活塞），直接将试剂瓶中药液小心缓慢从上口倒入管内（不能先将药液先倒入烧杯中再用于装液），装液直至液面超过滴定管最高刻度线 2~3 cm 时，停止装液。

3. 用滤纸片擦干管外壁液体（废纸放至废纸杯），将管直立挂至滴定管架上，刻度线数据对准面部，调整滴定管高度。

（二）排气泡、调零点

若酸式滴定管有气泡，打开活塞使溶液极速流出带走气泡，可快速旋转活塞多次，直至气泡排尽。若碱式滴定管有气泡，可将橡皮管向上弯曲，捏挤玻璃珠外侧稍偏上部分的橡皮管，使溶液从尖嘴处喷出再缓慢放直。碱式滴定管放直前不松手，水流一直不断，轻轻松开手指，观察无气泡后，再将标准液面调至零刻度线。

调零点时，需取下滴定管，握紧管上端，让其自然悬垂，保证液体凹液面、刻度线、视线三者齐平至零点。若排气泡后液面低于零点，需重新加药液停顿 1 min。准确读数。

（三）滴定

1. 将滴定管置于滴定架右端，刻度对准面部，调整高度。下端应插入锥形瓶口少许（1 cm左右），锥形瓶底距台面 3~4 cm。

2. 酸式滴定管滴定时，左手控制溶液流速（手指分工：食指、拇指、中指控制活塞，小指、无名指做辅助，活塞柄向右，向掌心内扣用力并适当转动旋塞）。右手前 3 个手指握住锥形瓶颈沿同一方向做圆周运动旋摇（其余两指做辅助），边滴边摇，摇速适中，使瓶内液体反应完全，注意不要使瓶内液体溅出。

3. 开始滴定时，滴速为每秒 3~4 滴。临近终点时，滴速放慢，每次滴加 1 滴或半滴，不断旋摇，直至终点。如需半滴时，每次应使溶液悬挂尖端而不滴下，形成半滴后关闭活塞，用锥形瓶内壁（离口 1~2 cm 处）靠一下滴定管，让半滴液体流入瓶内，再用洗瓶冲洗下来与溶液反应。

4. 平摇锥形瓶，观察颜色变化。

（四）读数

取下滴定管，手持上端管口处，自然悬垂并静止后读数（即终读数），准确至 0.01 mL（常需估读最后一位，一般为 5 或 0；若老师提问须回答无误，如 3.50 mL、3.55 mL）。

（五）清场

1. 将管内剩余药液倒尽至废液杯，纯化水清洗 2~3 次，倒置于滴定管架上。

2. 将废液和反应液倒入指定回收瓶，清洗。将药品和仪器放回原处。

3. 回收试剂倒入指定容器，整理操作台面。

※ 注意事项

（一）碱式滴定管排气泡

1. 右手持废液杯，左手挤压玻璃珠外侧偏上部位，将尖嘴向上翘起，使弹性胶管与玻璃珠形成一条缝隙。让溶液中气泡完全排尽，再将尖嘴缓慢放直，保持水流不断。

2. 待尖嘴自然下垂后先松上面三指（拇指、食指、中指），再慢慢松开做辅助的无名指和小指。气泡可依次排尽，废液要流进废液杯。

（二）操作演示过程

酸式滴定管活塞柄向右，刻度对准面部，左手控制活塞，内扣用力，右手不停摇动。锥形瓶上端振摇弧度小，下端振摇弧度较大，摇速适中。

（三）读数

手持滴定管应自然悬垂，若滴定管数据“0”在上，应从上往下读数，且估数至小数点后第二位。如凹液面恰至 3 和 4 刻度中间，则数据为“3.50 mL”。初读数为零点处数据，终点数为滴定终点时数据，消耗滴定液体为 $V_{终}-V_{初}$。

（四）装液要求

1. 酸式滴定管：可放酸性、氧化性及盐类溶液。

2. 碱式滴定管：可装碱性溶液，不能装酸性和强氧化性溶液，以免腐蚀橡胶管。

3. 聚四氟乙烯活塞管：可耐酸又耐碱，可以盛装任何溶液。滴定前，需旋紧活塞后端活塞冒红色，使其松紧适度且不漏液，即可进行滴定操作。

※ 实验思考

1. 装液时，为什么需要将滴定管适当倾斜一定角度？若滴定管外壁附有待装液时，应如何处理？

2. 滴定过程中，连续滴加滴定液时，流出液滴为什么不能连成线？

实验十四　酸式滴定管的使用练习

※ 实验目标

1. 掌握酸式滴定管的操作方法；
2. 会判定滴定终点；
3. 具有耐心细致的科研品质和一丝不苟的工作态度。

※ 实验用品

1. 仪器：50 mL 酸式滴定管、250 mL 锥形瓶、烧杯、滤纸片、洗瓶。

2. 试剂：洗液 100 mL、酸性滴定练习液 500 mL、凡士林、纯化水。

※ 实验内容与步骤

（一）涂抹凡士林

酸式滴定管漏水或活塞转动不灵活，使用前都需要在活塞上涂抹适量凡士林（图 2-6）。

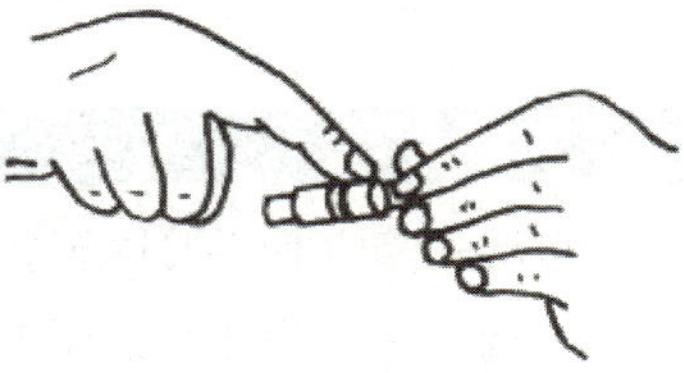

图 2-6　涂抹凡士林

1. 将酸式滴定管活塞拔出，用滤纸将活塞及活塞套擦干，用手指在活塞两头沿圈周各涂一薄层凡士林（切勿将活塞小孔堵住）。

2. 将活塞插入活塞套内，沿同一方向转动活塞，直到活塞全部透明为止。

3. 用橡皮圈套住活塞尾部，以防脱落打碎活塞。橡皮圈松紧适度，保证活塞转动灵活。

（二）检漏

1. 在滴定管内装满液体，置于滴定管架上直立 2 min，观察溶液刻度是否有变化，管尖有无水滴滴下，活塞缝隙是否有水渗出。

2. 如果不漏液，再将活塞旋转 180° 后再观察一次。如果都不漏水即可使用。

（三）洗涤

如果有明显油污，用自来水冲洗，或用滴定管刷蘸肥皂水或洗涤剂刷洗（不能用去污粉）。若仍不能洗干净，则需用洗液浸泡，然后再用自来水反复清洗，最后用纯化水淋洗 2~3 次。

（四）装液

1. 为避免滴定管中残留的水分改变待装溶液的浓度，在向滴定管中转移溶液前，先用少量待装溶液润洗 2~3 次，每次用量为滴定管体积的 1/5。润洗时，将滴定管倾斜，并不断转动，使溶液流遍全管。

2. 打开活塞，将溶液自下端流出，再将管内装满待装液。

（五）排气泡、调零点

滴定管装满溶液后，应检查管下端是否有气泡。若有气泡，应快速打开活塞，使溶液急速下流，除去气泡，关闭活塞，然后将管内最高液面调至零刻度线并读数。

（六）滴定

反复练习滴定过程，注重滴速控制力度练习，如连续滴、逐滴滴、半滴法（图 2–7）。

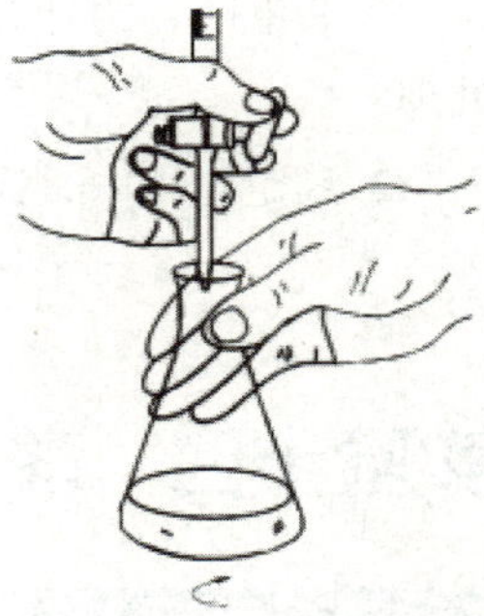

图 2–7　酸式滴定管的操作

※ 注意事项

1. 酸式滴定管使用前，需尝试旋塞是否灵活，不灵活则需先抹油。

2. 涂抹凡士林前，需将旋塞柄和套内外水分擦干，取油量适量，涂旋塞大头和小头，保证旋塞使用灵活且不漏液即可。勿涂太多，防止阻塞出液孔和渗入旋塞接点下部。

3. 橡皮圈松紧适度，保证旋塞转动灵活且不漏液为宜。

4. 每次滴定须从零刻度线或零刻度下附近某刻度开始，以减小每次测定结果的刻度误差。

5. 滴定时，滴速控制是难点也是关键，应独立反复练习滴速和流量控制。

6. 同一次滴定 $V_{初}$和 $V_{末}$读数时，视线所观察凹液面位置应保持同一标准。

7. 读数时，应手持上端管口让滴定管自然悬垂，视线与液面齐平，读至“0.01 mL”。

※ 实验思考

1. 酸式滴定管主要用于装哪种类型的溶液?

2. 滴定时，为什么必须手动控制流量而不能让其从尖嘴自然流出?

3. 临近终点时，为什么只能采用半滴法? 如果超过终点，应如何处理?

4. 滴定管读数必须准确到小数点后几位? 最后一位如何读出?

实验十五　碱式滴定管的使用练习

※ 实验目标

1. 能阐述碱式滴定管的用途和主要使用步骤；
2. 会规范使用碱式滴定管进行滴定操作；
3. 具有耐心细致的科研品质和一丝不苟的工作态度。

※ 实验用品

1. 仪器：50 mL 碱式滴定管、250 mL 锥形瓶 2 个、烧杯 1 个、滤纸片若干、洗瓶。

2. 试剂：洗液、碱性滴定练习液、洗瓶。

※ 实验内容与步骤

（一）检漏

在滴定管内装满水，置于滴定管架上直立 2 min，观察溶液刻度是否有变化、管尖有无水滴滴下、玻璃管与橡皮管缝隙是否有水渗出。如果漏液可换橡皮管或玻璃珠，不漏液方可使用。

（二）洗涤

如果有明显油污，用自来水冲洗，或用滴定管刷蘸肥皂水或洗涤剂刷洗（不能用去污粉）。若仍不能洗干净，则需用洗液浸泡，然后再用自来水反复清洗，最后用纯化水淋洗 2~3 次。清洗时，可取下橡皮管，装上胶头进行操作。

（三）装液

1. 为避免滴定管中残留的水分改变待装溶液的浓度，在向滴定管中转移溶液前，先用少量待装溶液润洗管内壁 2~3 次，每次用量为滴定管体积的 1/5。冲洗时，将滴定管倾斜，并不断转动，使溶液流遍全管。

2. 打开活塞，将溶液自下端流净，再将滴定管装满滴定液。

（四）排气泡、调零点

滴定管装满溶液后，用吸水纸擦净管外壁液体，再检查管下端是否有气泡。若有气泡，可将出液尖嘴向上弯曲，捏挤玻璃珠处的橡皮管，使溶液从尖嘴处喷出而除去气泡，然后将管内液面调至零刻度线（图 2–8）。

（五）滴定

反复练习滴定过程，注重滴速控制和力度练习，依次操作连续滴、逐滴滴、半滴法（图 2–9）。

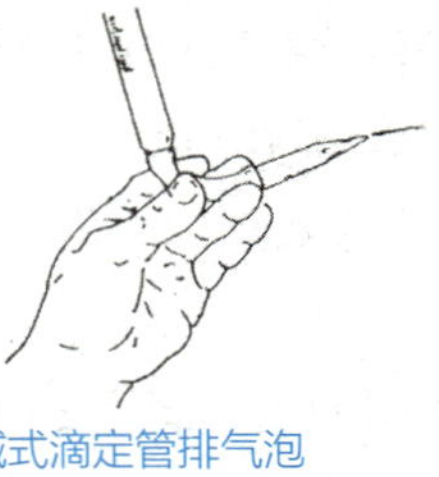

图 2–8　碱式滴定管排气泡

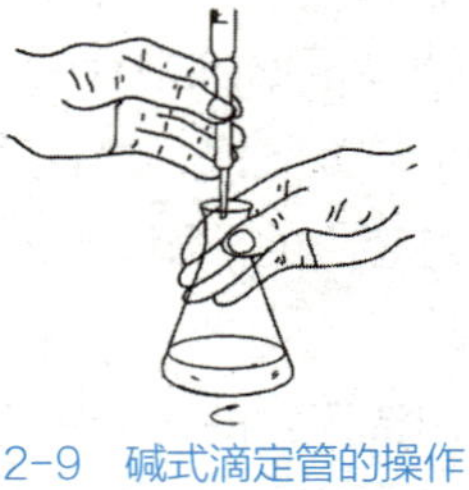

图 2–9　碱式滴定管的操作

※ 注意事项

1. 碱式滴定管无须抹油，漏液可换橡皮管或玻璃珠。

2. 每次滴定须从零刻度线或零刻度下附近某刻度开始，以减小每次测定结果的刻度误差。

3. 滴定时，滴速控制是难点也是关键，应独立反复练习滴速和流量控制。

4. 同一次滴定 $V_{初}$和 $V_{末}$读数时，视线所观察凹液面位置应保持同一标准。

5. 读数时，应手持上端管口让滴定管自然悬垂，视线与液面齐平，读至“0.01 mL”。

※ 实验思考

1. 碱式滴定管主要用于装哪种类型的溶液？常用规格有哪几种？

2. 列举 3 种需要用棕色滴定管盛装或存放的滴定液？

3. 滴定时，橡胶管内如有气泡对滴定有何影响？

实验十六　NaOH 溶液的标定

※ 实验目标

1. 掌握比较法测量 NaOH 溶液浓度的标定方法；

2. 具有认真严谨的工作态度。

※ 实验用品

1. 仪器：两用滴定管（或碱式滴定管）、移液管、250 mL 烧杯、锥形瓶、试剂瓶、滤纸片。

2. 试剂：0.100 0 mol/L 的 HCl 标准溶液 500 mL、酚酞指示剂、待标定 NaOH 溶液。

※ 实验内容与步骤

（一）准备滴定液

洗净 2 个 250 mL 烧杯，贴上标签，用待装液润洗内壁 2~3 次，再分别盛取 HCL 标准溶液和 NaOH 待标定液约 120 mL，刷洗锥形瓶备用。

（二）装HCl标准溶液和待测NaOH溶液

1. 用 HCl 标准溶液润洗 10 mL 移液管 2~3 次，准确移取 20.00 mL 至洁净锥形瓶中，滴加酚酞指示剂 2 滴。

2. 用少量 NaOH 待标液润洗滴定管 2~3 次，装液至最高线 0.00 刻度稍上处，用滤纸片擦干外壁水分，排尽管下口处气泡，并将液面调至最高线 0.00 刻度，停留约 1 min。

3. 碰掉悬挂在滴定管尖的液滴，记录初读数 $V_{初}$（小数点后两位）。

（三）滴定

1. 控制好滴速，用待标定的 NaOH 溶液滴定至锥形瓶内，滴定 HCl 标准溶液至刚好呈浅红色，且 30 s 内不消失即为终点。注意：临近终点时，需采用半滴法。

2. 记录此次 $V_{终}$读数（小数点后两位）。

（四）计算

$$c_1=\frac{c_{HCl}\times V_{HCl}}{V_{NaOH}}$$

其中，c_{HCl}=0.100 0 mol/L，V_{HCl}=20.00 mL，$V_{NaOH}=V_{终}-V_{初}$，求出 c_1（第一次滴定求出的 NaOH 溶液浓度）。

（五）平行测定

另取一支洁净锥形瓶，采用相同方法移液 20.00 mL 的 HCl 标准溶液，加酚酞指示剂 2 滴，再将滴定管加满液，调零进行第二次滴定，求出 c_2。同样上述操作进行第三次滴定，求出 c_3。

（六）计算最终数据结果

$$\overline{c_{\mathrm{NaOH}}}=\frac{c_1+c_2+c_3}{3}$$

（七）清场

将药品和仪器放回原处，回收试剂倒入指定容器，擦净操作台面。

※ 注意事项

1. 移液管移取已知准确浓度 HCl 溶液前，须用 HCl 标准溶液润洗 2~3 次。
2. 滴定时，滴速不应太快，每秒 3~4 滴为宜。临近计量点时，应半滴半滴加入，并用少量纯化水冲洗残留滴定液，注意防止过量。
3. 终点红色较浅，且摇匀后 30 s 不褪色为宜。若红色过深，则过终点，需重新滴定。
4. 至少平行操作 3 次，以减小偶然误差。
5. 滴定管使用后应立即清洗，倒挂在滴定管架上。

※ 实验思考

1. 标准溶液和待测溶液应分别装在什么容器中进行滴定操作？
2. 为什么滴定实验通常需要平行滴定 3 次？
3. 将碱式滴定管中快速放出的 NaOH 溶液即刻读数与等 1 min 后再读数有什么区别？

实验十七　HCl 溶液的标定

※ 实验目标

1. 掌握 HCl 溶液的标定操作；
2. 具有科学、严谨的工作态度。

※ 实验用品

1. 仪器：电子分析天平或（电子秤）、滴定管、移液管、烧杯、锥形瓶、试剂瓶、电炉或酒精灯、石棉网。
2. 试剂：待标定 HCl 溶液、无水 Na_2CO_3（AR）、甲基红–溴甲酚绿指示剂。

※ 实验内容与步骤

（一）Na_2CO_3标准溶液的准备

1. 精确称取在 270~300 ℃干燥基准的 Na_2CO_3 3 份，每份约 0.120 0 g。

2. 将第一份置于 250 mL 洁净锥形瓶中，量取约 20 mL 纯化水完全溶解 Na_2CO_3，滴加 10 滴甲基红–溴甲酚绿指示剂，摇匀，呈绿色。

（二）装液

用少量待标定 HCl 溶液润洗滴定管 2~3 次，装液，排气泡，调零点。

（三）滴定

1. 用待标定 HCl 溶液将锥形瓶中溶液滴定至绿色刚好转变红色时，置于三脚架或电炉上煮沸 2 min（除去 CO_2 气体），适当冷却后再小心取下（防烫伤），冷却至室温，呈绿色。

2. 继续采用半滴法滴定至溶液由绿色刚好变为暗紫色（或淡红色）且 30 s 不褪色即为终点，记录消耗盐酸溶液的体积。

（四）计算

$$c_1=\frac{2m_{Na_2CO_3}}{V_{HCl}M_{Na_2CO_3}\times 10^{-3}}$$

式中　$m_{Na_2CO_3}$——此次滴定时 Na_2CO_3 的质量；

V_{HCl}——消耗体积，$V_{HCl}=V_{终}-V_{初}$；

M——Na_2CO_3 的摩尔质量；

c_1——第一次滴定求出的待标定 HCl 溶液的浓度，保留 4 位有效数字。

计算求出 c_1。

（五）平行测定

另取一个洁净的锥形瓶，将第二份 Na_2CO_3 加纯化水约 20.00 mL，完全溶解至瓶中，加甲基红–溴甲酚绿指示剂 2 滴，再将滴定管加满液，调零，进行第二次滴定，求出 c_2。进行同样上述操作，求出 c_3。

（六）计算最终数据结果

$$\overline{c_{HCl}}=\frac{c_1+c_2+c_3}{3}$$

（七）清场

将药品和仪器放回原处，回收试剂倒入指定容器，擦净操作台面。

※ 注意事项

1. 因基准 Na_2CO_3 易吸水，应采用减重称量法称量，每份精确至“0.000 1 g”。

2. 此滴定可采用易操作的聚四氟旋塞滴定管装待标定 HCl 溶液。装液前，需用待装液润洗。

3. 煮沸的目的是去除少量碳酸，加热时小心防止烫伤。

4. 煮沸 2 min 后溶液仍为紫红色。若滴定过量，重新滴定。

5. 临近计量点需继续滴定时，应采用半滴半滴滴入，此时再滴 2~3 个半滴，小心防止过量。

※ 实验思考

1. 将滴定管调零点后，未将管尖液滴靠掉就进行滴定，对滴定结果会产生什么样的影响？为什么？

2. 为什么需要煮沸滴定液？

3. 临近终点时采用半滴法，总结此次操作最多几个半滴即到终点？

实验十八　食醋总酸含量的测定

※ 实验目标

1. 掌握移液管和容量瓶的使用方法；
2. 会食醋总酸含量的测定操作；
3. 具有严谨认真的工作态度。

※ 实验用品

1. 仪器：两用滴定管、移液管、容量瓶、烧杯、锥形瓶等。

2. 试剂：NaOH 标准溶液、酚酞指示剂、食醋样品等。

※ 实验内容与步骤

（一）准备食醋样品

1. 用 10 mL 移液管准确移取市售食醋 10.00 mL，置于 100 mL 洁净容量瓶中，加纯化水至标线，定容、摇匀。

2. 用此液润洗移液管 2~3 次，再用移液管准确移取容量瓶中稀释食醋样品 10.00 mL，置于洁净锥形瓶中，加纯化水约 50 mL（消除食醋本身色素影响），再加酚酞指示剂 2 滴，充分摇匀。

（二）装NaOH标准溶液

用洁净烧杯量取约 150 mL NaOH 标准液（若小瓶盛装，无须用烧杯过渡盛取），润洗，排尽气泡，调零，除去尖嘴半滴，读数置于滴定架备用。

（三）标定

用滴定管中的 NaOH 标准溶液滴定锥形瓶中食醋样品至恰呈粉红色且 30 s 内不褪色为止，即为终点，记录数据。按下式计算出测定结果。

$$\rho_1 = \frac{c_{\text{NaOH}} \times V_{\text{NaOH}} \times M_{\text{HAc}} \times 10^{-3}}{V_{耗} \times \dfrac{10}{100}} \times 100\%$$

式中 c_{NaOH}——标准溶液的浓度；

V_{NaOH}——消耗 NaOH 标准溶液的体积；

M_{HAc}——HAc 的摩尔质量；

$V_{耗}$——移取食醋的体积。

再平行测定 2 次，计算出 ρ_2，ρ_3。

（四）计算最终数据结果

$$\overline{\rho_{HAc}}=\frac{\rho_1+\rho_2+\rho_3}{3}$$

（五）清场

将药品和仪器放回原处，回收试剂并倒入指定容器，擦净操作台面。

※ 注意事项

1. 移取市售食醋前，需润洗移液管。
2. 为消除食醋本身色素对终点颜色的干扰，需将市售食醋稀释若干倍。
3. 容量瓶在使用前，不能用待装液润洗。

※ 实验思考

1. 为什么需要将食醋稀释若干倍？
2. 总酸量含量的计算公式中各字母的含义是什么？
3. 容量瓶和移液管在使用前，都需用待装液润洗吗？为什么？

实验十九 $KMnO_4$ 吸收曲线的绘制

※ 实验目标

1. 会用光度计测量并绘制吸收光谱曲线；
2. 能根据吸收光谱曲线找出最大吸收波长；
3. 会紫外可见分光光度计的操作方法；
4. 具有观察、分析和研究问题的能力；
5. 具有团结协作的职业素养。

※ 实验用品

1. 仪器：紫外可见分光光度计、容量瓶、吸量管、洗耳球、滤纸、比色皿。
2. 试剂：新制 0.125 g/L $KMnO_4$ 溶液、纯化水。

※ 实验内容与步骤

（一）紫外可见分光光度计的操作规程

1. 打开仪器电源，打开电脑。

2. 点击 UV Analyst，进入光谱分析软件。软件将自动搜索仪器端口，点击“联机”，软件与仪器联机成功。

3. 点击左侧主功能栏中的“波长扫描”，即可进入波长扫描界面。

4. 根据实验要求，在“设置”设定检测参数。

5. 在样品室内参比及检测光路，同时放入装有空白溶液的比色皿。

6. 点击“基线测量”以扣除空白的背景吸收。

7. 将检测光路中的空白溶液换成待测样品。

8. 点击“扫描”，完成样品波长扫描检测。

9. 点击“保存”并选择保存路径，即可保存谱图。

10. 倒尽比色皿中的溶液，然后用纯化水或有机溶剂冲洗比色皿至干净，倒立晾干。关闭电源，将干燥剂放入样品室内，盖上防尘罩，做好使用登记。

注意：在“基线测量”中所选择的基线必须与参数设置中基线一致！

（二）绘制吸收曲线

1. 准确吸取 0.125 g/L $KMnO_4$ 标准溶液 20.00 mL 置于洁净的 50 mL 容量瓶中，用纯化水稀释至刻度，摇匀。此时，$KMnO_4$ 溶液的浓度为 50 μg/mL。

2. 将上述稀释后的 $KMnO_4$ 溶液和参比溶液（纯化水）分别置于 1 cm 厚的比色池中，并放入紫外可见分光光度计的样品室内，光面对准光路。

3. 分别以波长 420~700 nm（每间隔 20 nm）的光作为入射光，测量吸光度。每变换一次波长，都需用纯化水作空白，调节透光率为 100%（即 A=0）后，再测定溶液的吸光度。在 520~540 nm 处，每隔 5 nm 测定一次，记录溶液在不同波长处的吸光度数值。

4. 根据测定结果，选择适当的坐标比例，以波长为横坐标，吸光度为纵坐标，将测得的吸光度数值逐点描绘在坐标纸上，然后将各点连成光滑曲线，即得吸收光谱曲线。

5. 在吸收光谱曲线中，找到吸收峰最高处所对应的波长，即是 $KMnO_4$ 溶液的最大吸收波长。

※ 注意事项

1. 为保证 2 学时内完成并进行小组间数据对比分析，可统一配制一定浓度的 $KMnO_4$ 溶液。

2. 比色皿装液前，需用纯化水洗净内壁；装液后，需用吸水纸捻干四周水分，再用擦镜纸擦净光面杂质。

3. 手拿比色皿毛面，光面对准光路，按规则放入相应的吸收池槽内。

4. 绘制标准曲线时，应取适当比例，保障吸收标准曲线直观、便查。

5. 使用紫外可见分光光度计需提前预热。

6. 紫外可见分光光度计使用分为单机和联机模式。

7. 比色皿使用前应配对，透色比之差不大于 0.5%。

※ 实验思考

1. 在测定吸光度时，为什么每个波长都要用纯化水校正零点？
2. 同一波长下不同浓度的 $KMnO_4$ 溶液吸光度 A 的变化会有什么规律？为什么？
3. 用不同浓度的 $KMnO_4$ 溶液绘制吸收光谱曲线，测得的最大吸收波长是否相同？为什么？
4. 吸收曲线在实际应用中有何意义？

实验二十　微量铁的含量测定

※ 实验目标

1. 能阐述紫外可见分光光度计的操作方法；
2. 能简述测定溶液中微量铁含量的实测原理；
3. 会用紫外可见分光光度计测定铁标样的含量；
4. 会绘制铁标样的标准曲线；
5. 具有精益求精的工作态度。

※ 实验用品

1. 仪器：紫外可见分光光度计、电子分析天平（万分之一）、容量瓶、移液管、烧杯、洗耳球、比色皿、比色管、擦镜纸等。

2. 试剂：$NH_3Fe(SO_4)_2 \cdot 12H_2O$（A.R）、6 mol/L HCl 溶液、10% 盐酸羟胺溶液、1 mol/L CHCOOH-CH_3COONa 缓冲溶液、0.15% 邻二氮菲溶液、纯化水、待测铁试样溶液。

※ 实验内容与步骤

一、微量铁的含量测定

（一）配制铁标准溶液

1. 用电子分析天平准确称取约 0.482 0 g $NH_3Fe(SO_4)_2 \cdot 12H_2O$，置于洁净烧杯中，用移液管准确移取 6 mol/L HCl 溶液 20 mL 至烧杯中，再加少量纯化水至完全溶解。

2. 定量转移至 1 000 mL 容量瓶中，加水稀释定容至标线，充分摇匀，既得浓度为 0.1 mg/mL 的铁标准溶液。

（二）绘制铁标样的标准曲线

1. 用移液管依次移取将上述铁标准液 0.00 mL、1.00 mL、2.00 mL、3.00 mL、4.00 mL、5.00 mL 于 6 支 50 mL 比色管中，各加入 CHCOOH-CH_3COONa 缓冲溶液 5 mL、0.15% 邻二氮菲溶液 5 mL、10% 盐酸羟胺溶液 1 mL，纯化水稀释定容至标线，用力摇匀，放置约 10 min。

2. 以第一份溶液作空白，在 510 nm 波长处用 1 cm 比色皿测量各标准溶液的吸光度，记录数据。

3. 以吸光度为纵坐标，铁的含量为横坐标，绘制标准曲线。

（三）待测试样中铁含量的测定

1. 准确吸取待测试样 5.00 mL，置于 50 mL 比色管，加入 CHCOOH-CH_3COONa 缓冲溶液 5 mL、0.15% 邻二氮菲溶液 5 mL、10% 盐酸羟氨溶液 1 mL，用纯化水稀释至标线，充分摇匀，放置约 10 min。

2. 在 510 nm 波长处用 1 cm 比色皿，测量其吸光度。对照标准曲线，找到纵坐标对应点，查出横坐标对应的铁含量数据。

（四）计算

待测试样中铁的含量按下式计算：

$$c_{试样}=c_{试液}\times 10$$

（五）清场

将药品和仪器放回原处，瓶签和刻度朝前。所用试剂倒入回收瓶中，整理操作台。关闭紫外可见分光光度计，填写使用记录。

※ 注意事项

1. 测定标准系列各溶液的吸光度时，需从稀溶液至浓溶液依次测定。
2. 使用紫外可见分光光度计测量标准系列液和待测铁试样时，输入的波长均为 510 nm。
3. 实验完毕，需清洗比色皿内壁，配对装好。切断电源，做好紫外分光光度计使用记录。

※ 实验思考

1. 铁标准溶液和铁试样溶液中，铁浓度有何不同？
2. 测量溶液的吸光度时，用空白液做空白实验的目的何在？
3. 标准曲线上查出测量液中铁的含量即为最终结果吗？怎样根据稀释倍数求出试样中铁的含量？

药物制剂

实验二十一 量取操作

※ 实验目标

1. 掌握物质的量和摩尔质量的概念及相关计算；
2. 熟悉常见溶液浓度的表示方法及相关计算和换算与溶液浓度的关系；
3. 会常见溶液的配制；
4. 培养认真严谨的工作作风。

※ 实验用品

1. 仪器：20 mL 量筒或 50 mL 量筒、50 mL 烧杯、玻璃棒、胶头滴管、500 mL 烧杯。
2. 试剂：药液。

※ 实验内容与步骤

1. 取 30 mL 左右药液倒入 50 mL 烧杯中，用玻璃棒引流至 20 mL 量筒中，液面到达约 19 mL 处时停止加入。

2. 手持量筒，平视并用胶头滴管（竖直）加至液面与 20 mL 刻度线相切。

※ 注意事项

若仪器不洁净，需用纯化水洗涤仪器。若指明仪器已干燥洁净，无须再洗涤，直接量取。

※ 实验思考

定量转移液体至接近标线后，为什么必须改用胶头滴管进行定容？

实验二十二 过滤操作

※ 实验目标

1. 能正确理解过滤的含义和目的；
2. 能根据药剂制备需要，选取合适筛孔套筛并进行过滤操作；
3. 具有严谨的操作习惯。

※ 实验用品

1. 仪器：铁架台、铁圈、玻璃漏斗、滤纸、20 mL 量筒、玻璃棒、剪刀、50 mL 烧杯、500 mL 烧杯、胶头滴管。

2. 试剂：混悬液。

※ 实验内容与步骤

（一）量取

用 20 mL 量筒准确量取 20 mL 悬浊液，需用玻璃棒引流，用胶头滴管定容。

（二）准备过滤装置

1. 根据漏斗大小，取滤纸一张，对折两次，从一边三层，一边一层处展开呈锥形并放置滤纸在漏斗中。滤纸边缘应低于漏斗边缘 0.5~1 cm，多余部分用剪刀剪去，用水润湿，使滤纸紧贴在漏斗壁内。

2. 将漏斗置于铁圈中，下端放洁净烧杯，漏斗下端紧靠烧杯内壁。

（三）过滤

玻璃棒下端轻触三层滤纸处，让量筒悬浊液紧靠玻璃棒引流至漏斗内，先倾入上层清液，待上层清液即将滤完再倾入下层液，滤完为止。

注意：过滤时，滤液应全部通过滤纸，勿从滤纸上边缘溢出，也勿将滤纸捅破。若滤液仍然浑浊，可再过滤一次（要点：一贴二低三靠）。

（四）清场

将废纸和液体放至指定回收瓶中，清洗玻璃棒、漏斗、量筒、烧杯等仪器，试剂归位，擦干操作台面。

※ 实验思考

1. 阐述过滤操作中“一贴二低三靠”的具体操作含义。

2. 过滤时不小心捅破滤纸后，滤液应怎么处理?

实验二十三　粉碎操作

※ 实验目标

1. 能简述乳钵的作用；
2. 能理解粉碎药物的意义和阐述架盘天平的称量原理；
3. 会正确选取乳钵；
4. 能完成快速规范粉碎药物的实验操作；
5. 具有认真负责的职业素养，养成操作完毕清场的良好习惯。

※ 实验用品

1. 仪器：0.1 g 或 0.2 g 分度值托盘天平、100 mm × 100 mm 称量纸、乳钵（直径为 10~13 cm）、药匙、盛装粉末的容器。

2. 试剂：待粉碎药物。

※ 实验内容与步骤

1. 将托盘天平拨零，调平衡，两端放等重的称量纸。

2. 称取 5 g 指定药物。

3. 将乳钵置于不滑的桌面上，药物倒至乳钵中，体积不应超过乳钵体积的 1/3，再将天平还原。

4. 用研杵研磨药物。研磨时，研杵应保持垂直。

5. 研磨完毕，用药匙将研细药物装入盛装粉末的容器内，贴标签。

6. 洗净并擦干乳钵，将仪器药品规范放置。

※ 实验思考

研杵时，动作要领是什么？

实验二十四　过筛操作

※ 实验目标

1. 能阐述过筛药物的意义；
2. 会选取合适规格的套筛；
3. 会进行过筛操作；
4. 具有规范使用设备的习惯以及卫生操作的意识。

※ 实验用品

1. 仪器：药筛、0.1 g 分度值托盘天平、称量纸、药匙、取药物粉末的容器。

2. 试剂：药物粉末。

※ 实验内容与步骤

1. 按“拨零、调平、称量、读数、还原”步骤，准确称取 10 g 指定药物。

2. 将干燥药物用合适药筛号的药筛过筛。操作时，应让药物在较大范围内活动，且不断振动药筛。药粉不宜太多太厚。

3. 药筛用完后，用软刷将筛刷净。

4. 收集过筛后的药物，装瓶、贴标签。

5. 试剂归位，仪器归零，整理操作台面。

※ 注意事项

按需选用筛孔大小和型号。过筛后，药品应符合使用要求。

※ 实验思考

过筛药物时，为什么必须选取合适型号的套筛？

实验二十五　75% 消毒酒精 50 mL 的配制

※ 实验目标

1. 掌握溶液配制的顺序和方法；
2. 会规范操作量筒、量杯和胶头滴管；
3. 具有严谨的工作态度。

※ 实验用品

1. 仪器：100 mL 烧杯、250 mL 烧杯、50 mL 量杯、玻璃棒、胶头滴管、回收瓶、废液桶、计时器。

2. 试剂：纯化水、95% 乙醇。

※ 实验内容与步骤

（一）准备

1. 着装整洁，戴帽子和口罩，头发不外露，不佩戴首饰，不留长指甲和涂指甲油。

2. 观察仪器位置并检查是否齐全，有无破损，查看回收瓶的位置。

（二）计算

利用稀释公式进行正确计算。

$$\varphi_1 V_1=\varphi_2 V_2$$

式中　φ_1——稀释前乙醇的浓度；

V_1——稀释前乙醇的体积；

φ_2——稀释后乙醇的浓度；

V_2——稀释后乙醇的体积。

（三）量取

1. 取适量 95% 乙醇（不超过 50 mL）至 50 mL 洁净烧杯中备用，再取适量纯化水至 100 mL 洁净烧杯中备用。

2. 用玻璃棒引流，将烧杯中乙醇缓慢转移至 50 mL 量杯中，约 38 mL 处，改用胶头滴管取乙醇定容至 39.5 mL。定容时，左手悬垂量杯（勿触刻度线），右手拿稳胶头滴管，尖端接近量杯口 1~2 cm 处小心滴入乙醇。胶头滴管需垂直加液，勿倾斜和倒置，且滴加次数不宜过多，1~2 管即可。

3. 定容时，需平视直至加至 39.5 mL 刻度线与液体凹面相切为止。

（四）定容

将 100 mL 烧杯中纯化水引流至上述 50 ml 量杯中至约 48 mL 处，左手悬持量杯，右手用另一支胶头滴管滴加纯化水至 50 mL，停顿片刻。此时，50 mL 刻度线、视线、凹液面三者齐平。

（五）搅匀

将量杯置于操作台，左手握稳量杯杯口，右手持玻璃棒搅拌使其混匀。

（六）检查

检查试剂体积是否准确，有无颜色和沉淀杂质，报告老师并给其查看。

（七）回收

1. 将 100 mL 烧杯中残留纯化水倒入 250 mL 废液杯中，烧杯中酒精和量杯中试剂分别倒入酒精回收瓶和废液桶内。

2. 在水槽内冲洗 50 mL 量杯和 100 mL 废液杯 2~3 次。

（八）归位并整理

将药品和仪器放回原处，瓶签和刻度朝前；清理台面杂物，擦干操作台面液体。

（九）提交

完成并提交书面报告。

※ 注意事项

1. 先计算后操作，根据计算结果选取合适量程仪器进行操作。
2. 本操作是必备技能，需学会根据现场仪器数量合理利用各仪器，做到灵活机动。
3. 本操作需两次定容，数据应准确无误。
4. 操作时，动作应规范、轻柔，损坏仪器扣分较多。
5. 制剂体积需准确，无颜色无杂质，定时完成。
6. 注意：需搅匀试剂和回收试剂。
7. 操作完毕，需清洗仪器，归位试剂，整理操作台面。

※ 实验思考

1. 配制 50 mL 消毒酒精时，为什么优先使用 50 mL 量程的量器而不选用 100 mL 或其他量程的量器？

2. 定容时，改用胶头滴管滴加为什么必须平视？仰视或者俯视造成的读数误差是偏大还是偏小？

实验二十六　2%~3% 碘酊 50 mL 的配制

※ 实验目标

1. 能阐述碘酊药物的组成成分和比例；
2. 能说明配制碘酊的主要操作步骤和关键环节；
3. 会根据处方计算出各成分用量；
4. 会定时独立配制合格的碘酊制剂；
5. 具有认真、耐心细致的科研品质和精益求精的工作作风。

※ 实验用品

1. 仪器：带砝码的托盘天平、50 mL 烧杯、250 mL 烧杯、50 mL 量杯（或量筒）、玻璃棒、胶头滴管、碘酊回收瓶、废料缸、称量纸、药匙、吸水纸。

2. 试剂：碘化钾、碘、纯化水、95% 乙醇。

※ 实验内容与步骤

（一）称量

1. 将天平调平、调零，两边放等重的称量纸，准确称取 0.75 g 碘化钾（若总剂量加大，需按比例增加重量），将天平还原、收砝码、游码归零，并将称取的碘化钾移入烧杯中。

2. 将药匙中剩余碘化钾倒入废料缸中。

（二）溶解KI

用胶头滴管取 9~11 滴纯化水（碘化钾与水比例为 1 ： 0.7）滴入烧杯中，搅匀制成碘化钾饱和溶液，此时应保证有少量碘化钾没有溶解（常温下，完全溶解 1 g 碘化钾需滴加约 14 滴水）。

（三）称取碘

1. 将抽风罩调到合适位置，无抽风罩需有“拉下”动作。

2. 用天平准确称取 1.0 g 碘加入烧杯中，用力充分搅拌使碘完全溶解。

3. 剩余碘倒入废料缸中，不得装入原瓶。

（四）量取

用量筒量取 25.0 mL 乙醇，接近刻度底线需用胶头滴管定容，然后倒入烧杯中，充分搅拌使固体完全溶解。

（五）洗涤

将烧杯中的液体全部引流至相应量杯中，烧杯和玻璃棒用少量纯化水洗涤 2 ~ 3 次，洗液一并移入量杯中。

（六）定容

用玻璃棒引流加纯化水至接近量杯 50 mL 刻度线，改用胶头滴管滴加纯化水。手持量杯平视直至凹液面、刻度线和视线三线合一，定容至 50 mL。

（七）搅拌

左手握稳量杯置于操作台，右手持玻璃棒轻轻搅匀。

（八）检查

检查制剂体积是否准确，有无沉淀物。

（九）洗涤

洗涤烧杯、玻璃棒等所用玻璃仪器。

（十）归位

将用过所有药品放回原处，清理台面杂物，擦净操作台面。

（十一）回收

将制剂碘酊和废液分别倒入指定容器内。

（十二）完成书面报告

完成书面报告，应包括处方量计算及配制方法等。

※ 注意事项

1. 本操作需在 10 min 内完成。

2. 根据制剂处方量先计算后操作，操作前根据计算结果选取现场仪器，数量不定，灵活机动使用器材，物尽其用。

3. 因常温下碘难溶于水，所以制剂合格关键是碘化钾与水按比例制成饱和液，方能溶解所需碘固体。碘化钾的作用是助溶剂和稳定剂。

4. 单质碘易升华、易潮解，浓溶液具有腐蚀性且不易溶于水，所以称量时勿残留在天平上，使用时勿沾手和浸染在衣物上，否则不易洗净。

5. 制剂配制完成后，溶液底部应无残渣。

6. 所配制制剂检查后需搅匀和回收，清场。

7. 操作时动作轻柔，损坏仪器扣分较重。

※ 实验思考

1. 配制碘酊制剂的关键步骤是什么？碘化钾的作用是什么？

2. 纯化水和碘化钾的质量比是多少？

3. 称取碘化钾和碘的称量纸有何不同？

4. 制剂合格的标准有哪些？

实验二十七　樟脑醑的配制

※ 实验目标

1. 能阐述樟脑醑制剂的组成成分和比例；
2. 能叙述过滤装置的“一贴二低三靠”原则；
3. 能熟练进行称量、溶解、量取、过滤、润洗和定容等操作；
4. 会独立定时完整配制合格的樟脑醑；
5. 具有认真、严谨、细心的工作态度。

※ 实验用品

1. 仪器：托盘天平、50 mL 烧杯、250 烧杯、50 mL 量杯（或量筒）、玻璃棒、胶头滴管、回收瓶、称量纸、药匙、吸水纸、滤纸、漏斗、带铁圈铁架台。

2. 试剂：樟脑、95% 乙醇。

※ 实验内容与步骤

樟脑醑的制备处方：樟脑 2.5 g、乙醇适量、制剂 25 mL。

（一）称量

将天平调平并调零，准确称取所需质量的固体樟脑。

（二）量取

用量筒量取处方量所需约 23 mL 乙醇。

（三）溶解

取处方量所需总量 80% 体积的乙醇，溶解所需樟脑至洁净干燥烧杯中。

（四）安装滤器

折好滤纸，用乙醇润湿滤纸，使其紧贴滤斗内壁。

（五）过滤

遵循“一贴二低三靠”原则，过滤溶解液至量杯中。

（六）定容

用少量乙醇润洗烧杯，将润洗液自滤器上转移至量杯中，定容至全量。

（七）搅匀

用玻璃棒将制剂搅拌均匀。

（八）整理

归位药物，清理操作台。

（九）回收

将用过所有药品放回原处，废液倒入指定回收瓶，盖好瓶盖。清理台面杂物，擦净操作台面。

（十）完成书面报告

填写计算数据，并按要求书写主要步骤。

※ 注意事项

1. 樟脑酯遇水易析出结晶，所用器材及包装材料应清洁干燥。
2. 滤材应用95%乙醇润湿。
3. 本品含乙醇应为80%~87%，含樟脑应为9.2%~10.4%，相对密度为0.824~0.826 g/mL。
4. 樟脑特臭，与乙醇均为挥发性物质，应快速操作。制剂制备后，应密封包装。

※ 实验思考

1. 制备樟脑酯时，为什么溶剂只能用乙醇而不能用水？
2. 过滤时，应遵循的原则是什么？具体含义是什么？
3. 如何操作使制剂为全量？

药物合成

实验二十八 醇和酚的性质

※ 实验目标

1. 会丙三醇和苯酚的鉴别方法；
2. 会醇和酚主要性质的实验操作；
3. 具有一丝不苟的工作态度和善于观察的能力。

※ 实验用品

1. 仪器：试管、烧杯、镊子、滤纸、酒精灯、火柴、三脚架、石棉网、试管架。

2. 试剂：无水乙醇、金属钠、酚酞试液、正丁醇、仲丁醇、叔丁醇、2.5 mol/L NaOH 溶液、0.3 mol/L $CuSO_4$ 溶液、丙三醇、0.3 mol/L 苯酚溶液、0.06 mol/L $FeCl_3$ 溶液、0.03 mol/L $KMnO_4$ 溶液。

※ 实验内容与步骤

一、醇与金属钠的反应

（一）烘干反应试管

1. 将酒精灯内酒精体积加至 1/3 ~ 2/3，擦干外壁酒精，火柴点燃，再用试管夹夹住试管管口 1/3 处。

2. 管口略微向下倾斜，从管底至管口来回多次将管内水分烘干，直至管壁无水分为止，冷至室温备用（小心烫伤）。

（二）取钠团

在实验台边台处用镊子取一颗绿豆大小的金属钠团，置于小片滤纸上，用对折滤纸将钠团表面易燃的石蜡（或煤油）吸干，备用。

特别注意：钠为活泼金属，遇水反应放热，取用时勿沾水，勿接触皮肤，更勿将钠团与热水、甘油、$KMnO_4$ 溶液反应。本次实验仅限与无水乙醇反应。

（三）反应操作

1. 取干燥洁净试管滴加无水乙醇 2~3 mL，用干燥洁净玻璃棒将步骤钠团小心赶至试管底部液体中，观察反应现象，现象为________________________。

2. 待钠团完全反应消失后，加入 2~3 mL 纯化水，再向试管黏稠液中滴加酚酞试液 1 滴，溶液呈现__________色，反应方程式为________________________。

二、丙三醇与$CuSO_4$溶液的反应

1. 取 2 支洁净试管，分别编号为①和②，都加入 2.5 mol/L NaOH 溶液 1 mL 和 0.3 mol/L $CuSO_4$ 溶液 10 滴，摇匀，现象为________________，反应方程式为________________。

2. 向上述试管①中加入无水乙醇 3~4 滴，试管②中加入甘油 3~4 滴，用力充分振摇。试管①中颜色和状态变化为________________；试管②中颜色和状态变化为________________，反应方程式为________________。

三、苯酚的弱酸性

轻轻振荡苯酚滴瓶，取约 2 mL 浑浊液至洁净试管中，滴加 2.5 mol/L NaOH 溶液，边滴加边振荡，现象为________________，反应方程式为________________。

四、苯酚与$FeCl_3$溶液的反应

取 1 支洁净试管，加入约 1 mL 0.2 mol/L 苯酚浑浊液，再滴加 1~2 滴 0.06 mol/L $FeCl_3$ 溶液，观察颜色呈现________________色。

五、酚的氧化

取 1 支洁净试管，加入 5 滴 2.5 mol/L NaOH 溶液、1~2 滴 0.03 mol/L $KMnO_4$ 溶液、3~4 滴 0.2 mol/L 苯酚浑浊液，充分振摇，观察并记录变化过程，实验现象为________________。

※ 注意事项

1. 金属钠属于活泼金属，与水反应放出大量热量。因皮肤上汗腺分泌少量水分，取用时不能接触皮肤，以免烧伤。

2. 金属钠通常存放在液体石蜡或煤油中，反应前应用吸水纸吸干表层易燃液体。

3. 操作注意安全，切记勿用热水、丙三醇、$KMnO_4$ 溶液等与金属钠反应。

4. 待钠团在试管中与无水乙醇反应完全消失后，再加入纯化水稀释黏稠液。

5. 苯酚常温下溶解质较小，反应前可将试剂瓶轻摇后再取用含苯酚较高的浑浊液进行实验操作。

※ 实验思考

1. 如何鉴别下面两组物质：①乙醇和丙三醇；②乙醇和苯酚。

2. 苯酚为什么能溶于 NaOH 溶液和 Na_2CO_3 溶液中，而不溶于 $NaHCO_3$ 溶液中？

实验二十九　醛的性质

※ 实验目标

1. 会验证醛主要化学性质的实验操作。
2. 会配制托伦试剂和斐林试剂。

※ 实验用品

1. 仪器：试管、试管夹、烧杯、水浴锅、温度计、酒精灯、石棉网、铁三脚架、试管刷。

2. 试剂：乙醛、斐林试剂甲、斐林试剂乙、希夫试剂、0.05 mol/L $AgNO_3$ 溶液、0.5 mol/L $NH_3 \cdot H_2O$ 溶液、50 g/L NaOH 溶液、过氧化氢洗液。

※ 实验内容与步骤

一、银镜反应

用少量过氧化氢洗液清洗 1 支试管，用试管刷滚动刷净底壁，自来水冲洗，倒净液体。依次加入 1 mL 0.05 mol/L $AgNO_3$ 溶液、1 滴 50 g/L NaOH 溶液，然后边振摇边采用少量多次方式滴加 0.5 mol/L $NH_3 \cdot H_2O$ 溶液，直至生成的灰色氧化银沉淀恰好溶解至澄清（切勿过量），然后加入 3~4 滴乙醛，摇匀后放入约 60 ℃的热水浴加热几分钟（不要振荡）。实验现象为________________________，原因是________________________。实验完毕，倒净反应液，用少量硝酸洗涤银镜。

反应方程式：

$$CH_3CHO + 2[Ag(NH_3)_2]OH \xrightarrow{加热} CH_3COONH_4 + 2Ag\downarrow + 3NH_3\uparrow + H_2O$$

二、斐林反应

取 1 mL 斐林试剂甲和 1 mL 斐林试剂乙至洁净试管中，摇匀，加入 3~4 滴乙醛，充分振摇，放至 80 ℃左右热水浴加热 3~5 min。实验现象为____________，原因是________________。

反应方程式：

$$CH_3CHO + 2Cu^{2}(配离子) + 4OH^{-} \xrightarrow{加热} CH_3COOH + Cu_2O\downarrow + 2H_2O$$

三、希夫反应

取 5 滴乙醛加入洁净试管中，再滴入 10 滴希夫试剂，振摇。实验现象为____________，原因是________________。

※ 注意事项

1. 甲醛和乙醛都具有刺激性气味，为强致癌和致畸物质，小心使用，勿大量吸入体内。

2. 银镜反应成功要点：试管内底部需用洗液洗净，保证不影响单质银吸附效果；配制托伦试剂时，$NH_3 \cdot H_2O$ 溶液勿过量；水浴加热时，控制好水温和加热时间，勿振摇。

3. 银镜反应只能采用水浴加热，不能直接振荡加热，以免产生爆炸性物质。

4. 斐林反应时，采用沸水浴加热，反应越完全，砖红色越明显。

5. 托伦试剂配制后应立即使用，勿久置于试管中，以免产生爆炸性的雷酸银。

6. 实验完毕后应洗净银镜，将所用试管倒置于试管架上。

※ 实验思考

1. 如何配制托伦试剂？进行银镜反应时，应注意哪几点？

2. 斐林试剂为何要现配现用？

实验三十　有机酸的性质

※ 实验目标

1. 掌握甲酸和乙酸的鉴别方法；
2. 会验证有机酸性质的实验操作；
3. 会配制托伦试剂和斐林试剂；
4. 会甲酸还原性的实验验证方法；
5. 培养准确操作和细心观察的工作作风，提高运用知识解决问题的能力。

※ 实验用品

1. 仪器：试管、小烧杯、中号烧杯、pH 试纸、石棉网、三脚架、温度计。

2. 试剂：0.1 mol/L 甲酸溶液、0.1 mol/L 乙酸溶液、0.1 mol/L 乙二酸溶液、0.1 mol/L 丁二酸溶液、2 g/L $KMnO_4$ 溶液、0.1 mol/L $AgNO_3$ 溶液、50 g/L NaOH 溶液、0.5 mol/L $NH_3 \cdot H_2O$ 溶液、斐林试剂甲、斐林试剂乙、10 g/L $FeCl_3$ 溶液、广泛 pH 试纸、过氧化氢洗液，3 mol/L H_2SO_4 溶液。

※ 实验内容与步骤

一、常见羧酸的酸性比较

1. 分别取 3 滴 0.1 mol/L 甲酸溶液、0.1 mol/L 乙酸溶液、0.1 mol/L 乙二酸溶液、0.1 mol/L 丁二酸溶液于洁净点滴板的凹孔中，并将四小片广泛 pH 试纸置于其中。

2. 比较各 pH 试纸的颜色，并对比标准色板，记录各溶液的 pH 值。

二、羧酸与$KMnO_4$的反应

1. 取 3 支洁净试管，分别加入 10 滴 0.1 mol/L 甲酸溶液、0.1 mol/L 乙酸溶液、0.1 mol/L 乙二酸溶液，然后各加入 3 滴 $KMnO_4$ 溶液和 2 滴 3 mol/L H_2SO_4 溶液，充分振荡。

2. 观察紫红色有无变化。

三、甲酸的还原性

（一）银镜反应

1. 用洗液洗净 1 支试管至底部无杂质，先加入 1 mL 0.1 mol/L $AgNO_3$ 溶液、1 滴 50 g/L NaOH 溶液，再逐滴加入 0.5 mol/L $NH_3 \cdot H_2O$ 溶液至溶液刚好澄清为止，即得托伦试剂。向上述溶液中滴加 1 mL 0.1 mol/L 甲酸溶液。

2. 置于 50~60 ℃水浴锅中加热 7~8 min，观察并解释实验现象。

反应方程式：

$$HCOOH+2[Ag(NH_3)_2]OH \xrightarrow{加热} HCOONH_4+2Ag\downarrow+3NH_3\uparrow+H_2O$$

（二）斐林反应

1. 取 1 支洁净试管，加入斐林试剂甲和斐林试剂乙各 5 滴。充分振荡后，滴加 10 滴 0.1 mol/L

甲酸溶液。

2. 在 80 ℃水浴中加热至产生砖红色沉淀，解释实验现象。

反应方程式：

$$HCOOH+2Cu^{2+}(\text{配离子})+5OH^- \rightarrow HCOO^- + Cu_2O\downarrow +H_2O$$

※ 注意事项

1. 本实验药品较多，勿混淆试剂所用的胶头滴管，以免污染试剂。
2. 银镜反应过程中，注意试管需很洁净，$NH_3 \cdot H_2O$ 溶液勿过量，温水浴加热时勿振搅等。
3. 银镜反应完毕后，应立即加少量洗液洗净银镜。

※ 实验思考

1. 如何用化学方法鉴别甲酸、乙酸和草酸？
2. 银镜反应的反应液能直接加热吗？为什么？

实验三十一 肥皂的制备

※ 实验目标

1. 掌握油脂的性质和皂化反应等知识；
2. 熟悉肥皂制作一般工艺流程，会制作肥皂；
3. 培养不断发现问题和解决问题的能力。

※ 实验用品

1. 仪器：托盘天平、铁三脚架、酒精灯、250 mL 烧杯、石棉网、滤纸、玻璃棒、纱布块。
2. 试剂：牛油、300 g/L NaOH 溶液、75% 乙醇、松香、Na_2SiO_3、陶土、饱和 NaCl 溶液。

※ 实验内容与步骤

（一）皂化反应

1. 用托盘天平称取 5.0 g 牛油或其他动植物油脂，放入 250 mL 的烧杯中，加入约 10 mL 300 g/L 的 NaOH 溶液和 15 mL 75% 乙醇，将烧杯放在石棉网上小火加热约 20 min，并不断搅拌，加热至样品完全溶解且液面无油珠（可加适量水和乙醇，保持反应液总体积不变）。

2. 在用温水检验是否皂化完全，有油珠仍需加热反应；若无明显油珠则皂化完全，停止加热，冷却至室温。

（二）盐析和分离

1. 向上述烧杯中加入约 150 mL 饱和 NaCl 溶液，充分搅拌，因肥皂不溶于 NaCl 溶液，故凝结于液面上。

2. 静置一段时间后，溶液分上、下两层（上层是肥皂、下层是甘油和 NaCl 溶液混合液），将溶液用双层纱布过滤，收集并挤压干上层物质（肥皂）。

（三）制成成品

往收集的上层物质中均匀加入适量填充剂陶土（防滑）、松香和少量 $Na2SiO_3$（增加硬度及洗涤能力和防酸败），再用纱布块包裹并挤干，压成一定的形状（条状、心形、方形、球形），晾干，即得肥皂。

（四）成品检验

取一小块肥皂，用手或毛巾搓洗，感受洗涤效果。

※ 注意事项

1. 本实验为肥皂的实验室制法，各种原材料应按比例加入。
2. 加乙醇的主要目的是加速溶解油脂和液体蒸发。
3. 加热直至表层无明显油珠后，再用温水检验是否皂化完全。
4. 实验完毕后，清洗仪器所附油脂，整理实验操作台。

※ 实验思考

1. 在制肥皂实验中，要解决的关键问题主要有哪两个?
2. 按比例配料时，为什么需要加入乙醇?

实验三十二　糖的性质

※ 实验目标

1. 掌握糖类的性质和鉴别方法；
2. 会进行蔗糖的水解操作；
3. 具有耐心细致和一丝不苟的工作态度。

※ 实验用品

1. 仪器：烧杯、试管、试管夹、试管架、滴管、玻璃棒、酒精灯、三脚架、石棉网。

2. 试剂：0.5 mol/L 葡萄糖溶液、0.5 mol/L 果糖溶液、0.5 mol/L 麦芽糖溶液、0.5 mol/L 蔗糖溶液、20 g/L 淀粉溶液、碘液、10 g/L $AgNO_3$ 溶液、50 g/L NaOH 溶液、0.2 mol/L $NH_3 \cdot H_2O$ 溶液、班氏试剂、浓 HNO_3、酚酞、浓盐酸、过氧化氢洗液。

※ 实验内容与步骤

一、糖的还原性（银镜反应）

（一）准备

1. 用少量过氧化氢洗液和试管刷刷洗 6 支试管，内壁杂质冲洗干净。

2. 取洁净试管 1 支，依次加入 10 g/L $AgNO_3$ 溶液 5 mL、50 g/L NaOH 溶液 1 滴，再少量多次逐滴加入 0.2 mol/L $NH_3 \cdot H_2O$ 溶液，边滴加边充分振摇，直至灰色沉淀恰好消失为止，即得托伦试剂。

3. 将试剂平均分装至 5 支洁净试管中。

（二）操作

1. 用 250 mL 烧杯装约 100 mL 自来水，垫上石棉网，在三脚架上加热至约 60 ℃。

2. 向上述中装有托伦试剂的 5 支试管中分别加入 10 滴 0.5 mol/L 的葡萄糖、果糖、麦芽糖、蔗糖和 20 g/L 淀粉溶液，充分摇匀。

3. 置于 60 ℃水浴锅中加热数分钟，观察发生的变化，记录并解释实验现象。

二、与班氏试剂的反应

取 5 支洁净试管，各加入 1 mL 班氏试剂，再分别加入 5 滴 0.5 mol/L 葡萄糖、果糖、麦芽糖、蔗糖和淀粉溶液，充分摇匀，置于热水浴中加热数分钟，观察发生的变化，记录并解释实验现象。

三、淀粉的颜色反应

取 1 支洁净试管，向试管中加入 20 g/L 淀粉溶液 1 mL 和 1 滴碘液，振摇，观察变化；再向此溶液中滴加纯化水稀释溶液 5~10 倍，直至溶液呈淡蓝色。温水浴加热此溶液，30 s 后取出冷却至室温，观察一系列颜色变化并记录。

四、蔗糖的水解

1. 取一支洁净试管，加入 0.5 mol/L 的蔗糖溶液 1 mL 和 1 滴浓盐酸，摇匀，放入沸水浴中加热 5~10 min。

2. 取出冷却后，再滴入 50 g/L 的 NaOH 溶液 5~10 滴，至溶液呈碱性（提示：取少量至另一支洁净试管并加 1 滴酚酞，变红即呈碱性），再加入 10 滴班氏试剂，摇匀。

3. 放在水浴中加热 5~10 min，观察颜色变化并记录。

※ 注意事项

1. 实验操作时，各试管应先编号再加入 5 种不同糖类试剂，以免弄错药品。

2. 做银镜反应实验时，试管需很洁净，氨水不能过量；采用温水浴加热，加热时不能振荡。

3. 还原性糖能发生银镜反应和班氏反应，而非还原性糖不能。

4. 蔗糖水解反应前，应加少量浓盐酸加速蔗糖水解，但加入班氏试剂前需滴加少量 NaOH 溶液中和浓盐酸。

※ 实验思考

1. 蔗糖水解中为什么要加浓 HCl？水解后为什么要加入适量 NaOH 溶液再加班氏试剂？

2. 用化学方法鉴别下列物质：葡萄糖与蔗糖；淀粉与果糖。

实验三十三　蛋白质的性质

※ 实验目标

1. 会进行蛋白质主要性质的实验操作；

2. 会利用颜色反应鉴别蛋白质；

3. 具有细致和实事求是的工作态度。

※ 实验用品

1. 仪器：试管、试管架、试管夹、烧杯、胶头滴管、玻璃棒、酒精灯、石棉网、水浴锅。

2. 试剂：鸡蛋清液、2.5 mol/L HCl、20 g/L NaOH 溶液、95% 乙醇、10 g/L $CuSO_4$ 溶液、饱和硫酸铵溶液、浓硝酸、0.2 mol/L 甘氨酸溶液、10 g/L $AgNO_3$ 溶液、酚酞、纯化水。

※ 实验内容与步骤

一、蛋白质的两性性质

1. 取 2 支洁净试管，各加入 2 mL 鸡蛋清液，置于试管架上。

2. 第一支试管先加入 2 mL 2.5 mol/L HCl，再沿试管内壁缓慢加入 20 g/L NaOH 溶液 2 mL，不要振荡。第二支试管先加入 2 mL 20 g/L NaOH 溶液，再沿试管内壁缓慢加入 2 mL 2.5 mol/L HCl，不要振荡。

3. 两支试管即分为上下两层，观察两层交界处发生的现象。

二、蛋白质的变性

（一）重金属盐沉淀蛋白质

取 2 支洁净试管，各加入 1 mL 鸡蛋清液，然后分别加入 5 滴 10 g/L $CuSO_4$ 溶液和 5 滴 10 g/L $AgNO_3$ 溶液，振荡，观察并解释发生的变化。

（二）脱水剂对蛋白质的作用

1. 取 1 支洁净试管，加入 3~4 mL 蛋白质溶液，用胶头滴管沿试管内壁缓慢加入 20~25 滴 95% 乙醇，静置几分钟，观察溶液是否变浑浊。

2. 再向试管中加入 2~3 mL 纯化水，振荡，观察浑浊液是否澄清，记录现象。

（三）加热对蛋白质的作用

取 1 支洁净试管，加入 2 mL 蛋白质溶液，用酒精灯加热试管，观察有何变化。

三、蛋白质的盐析（可逆沉淀）

1. 取 1 支洁净试管，加入 3~4 mL 蛋白质溶液，用胶头滴管沿试管内壁缓慢加入 3~4 mL 饱和硫酸铵溶液，静置几分钟；再加入 2~3 mL 纯化水，振荡，观察浑浊液是否变澄清，解释并记录现象。

2. 另取 1 支洁净试管，加入 1 mL 上述浑浊液，再加入 2~3 mL 纯化水，振荡，观察浑浊液是否变澄清，解释并观察现象。

四、颜色反应

（一）黄蛋白反应

1. 取 2 支洁净试管，分别加入 1 mL 0.2 mol/L 甘氨酸和蛋白质溶液，再向 2 支试管中滴加 6~8 滴浓硝酸，放在沸水浴中加热数分钟，观察有何颜色变化。

2. 取出冷却至室温，再加入过量浓氨水（或 100 g/L NaOH）至溶液呈碱性（提示：取少量用酚酞检验），观察颜色变化。

（二）缩二脲反应

取 2 支洁净试管，分别加入 1 mL 0.2 mol/L 甘氨酸和蛋白质溶液，再向 2 支试管中滴加约 2 mL 20 g/L NaOH 溶液和 2~3 滴 10 g/L $CuSO_4$ 溶液，振荡，观察颜色有何变化，解释观察到的现象。

※ 注意事项

1. 若蛋白质易变质，需用新制的蛋白质溶液。
2. 直接加热试管时，管口勿正对他人面部，以免高温液体溅出烫伤。
3. 浓硝酸是强氧化性物质，具有腐蚀性和挥发性，使用时注意安全。

※ 实验思考

1. 为什么可用煮沸方法来消毒医疗器械？
2. 为什么可用生鸡蛋抢救重金属盐中毒患者？

FULU

附 录

附录一 消毒酒精的配制评分参考

项目	评分标准	扣分规则（总分 100 分）	标准分	实得分
准备	1. 着装与妆容仪表：长袖服装，着装整洁，无明显标记；戴帽子、口罩，头发不得外露，不佩戴首饰；无文身和长指甲；带笔和身份证、应考证	一项不符合要求扣 5 分，扣完为止，衣物无明显学校标志	10	
	2. 检查仪器：检查调配用具是否齐全、有无破损（用品：量杯、量筒、烧杯、玻璃棒、滴瓶、废料缸、废液缸），检查玻璃仪器是否干净、干燥。选取所需仪器，刻度线朝前	未检查扣 1 分，放置不当扣 1 分，未检查干净干燥扣 3 分	3	
操作步骤	1. 计算：正确计算用量，并记录	计算公式不正确扣 5 分，计算结果不正确扣 5 分；结果保留小数点后一位	10	
	2. 量取酒精和纯化水：取适量（不能超过 50 mL）酒精到烧杯中	超过 50 mL 扣 5 分（勿浪费）	5	
	3. 用量杯量取 39.5 mL 乙醇：先粗略取约 39 mL 再定容，玻棒用后需清洗	读数不准扣 5 分，超过 40 mL 或不到 39 mL 扣 5 分，未用玻璃棒引流扣 5 分，取酒精差 3 mL 以上到达刻度线或换胶头滴管扣 5 分	10	
	4. 选取正确量具量取 95% 乙醇	量取有误扣 5 分，方法不正确扣 5 分；选取 50 mL 量杯或量筒，首选 50 mL 量杯	5	
	5. 加纯化水于量杯近 50 mL 刻度线处，换胶头滴管定容至 50 mL；读数时需平视，三线合一	纯化水加入方法不对扣 3 分，未换胶头滴管定容扣 3 分，未加至刻度线或超过刻度线扣 3 分，定容时差 3 mL 定容超过两管扣 5 分	12	
	6. 搅匀：用玻棒搅匀，搅匀勿较大声响	未搅匀扣 5 分	5	
	7. 归位整理：将用过的药品放回原处，清理操作台上的杂物；药品摆整齐	用后药品未放回原处扣 5 分	5	
	8. 回收试剂，倒后清洗烧杯和量筒	未倒入回收缸扣 5 分，错误扣 5 分	5	
	9. 完成书面报告（计算及配制方法），报告勿污损、完整	书面报告字迹不清晰，制法记录不完整扣 10 分；每空数据不准确扣 5 分	10	
质量评定	1. 称量操作方法准确、迅速； 2. 药品配制顺序正确； 3. 制备好的制剂合格，无色、无杂质、异味； 4. 操作过程中要轻柔，用具无破损	1. 操作错误扣 3 分，不正确扣 2 分； 2. 顺序错误扣 5 分； 3. 容器中有沉淀物扣 5 分； 4. 打破器皿至少扣 5 分	20	
操作时间	完成时间（10 min 内）倒计时操作，动笔即计算时间，到时停止操作	开始时间		
		结束时间		
评委签字		总分	100	

附录二 碘酊的配制评分参考

项目	评分标准	扣分规则（总分 150 分）	标准分	实得分
准备	1. 长袖服装，着装整洁，无明显标记；戴帽子、口罩，头发不得外露，不佩戴首饰；无文身和长指甲；带笔和身份证、应考证	一项不符合要求扣 5 分，扣完为止	10	
	2. 计算并填写处方药品用量；快速检查调配用具是否齐全、有无破损（用品：电子或托盘天平、量筒、烧杯、玻璃棒、药匙、称量纸、量杯、滴瓶、废料缸、废液缸），检查玻璃仪器是否干净干燥（仪器数量不定，考试时需根据现有数处理，检查用药有无）	未检查扣 15 分，放置不当扣 3 分，未检查干净干燥扣 3 分	5	
操作步骤	1. 电子分析天平接通电源，置于水平操作台面，预热，待数据显示稳定后置零	天平未调零扣 5 分，其他不符合要求扣 3 分	5	
	2. 选用正确的称量纸放于天平称盘中央	选错称量纸扣 5 分	5	
	3. 待数据稳定，按“去皮”归零后称取适量碘化钾移入烧杯中，移去称量纸，按置零（或去皮）键归零	多余药品未放入废料缸扣 5 分，其他不符合要求扣 3 分	5	
	4. 用胶头滴管取少量蒸馏水（碘化钾与水质量比例为：1：0.7，1g 碘化钾加水 11~13 滴）倒入洁净干燥小烧杯中，搅匀制成碘化钾饱和溶液	量取有误扣 5 分，方法不正确扣 5 分	5	
	5. 把抽风罩调到合适位置（此步无抽风罩可省），选用正确的称量纸放于天平上，称取相应量的碘加入烧杯中，搅拌溶解	未调整抽风罩扣 3 分（待定），选错称量纸扣 2 分	5	
	6. 用量筒（或者量杯）量取相应量的乙醇倒入烧杯中，稀释搅拌	倾倒药液方法不符合要求扣 5 分，量取错误扣 5 分	10	
	7. 将烧杯内的液体移入相应量杯中，烧杯用蒸馏水洗涤 2~3 次，洗液一并移入量杯中	未用蒸馏水洗涤烧杯扣 5 分，未将洗液并入量杯中扣 5 分	10	
	8. 将蒸馏水加至接近量杯刻度线处，改用滴管滴加蒸馏水，直至凹液面与刻度线平齐	未加至刻度线或超出刻度线扣 5 分，差 3 mL 以上到达刻度线换胶头滴管扣 5 分，其他不符要求扣 5 分	10	
	9. 将量杯中溶液搅拌均匀后置于操作台上	未将液体搅拌均匀扣 3 分	5	
	10. 洗涤所用玻璃仪器	一项洗涤错误扣 3 分	5	
	11. 将用过的药品放回原处，清理操作台上的杂物	用后药品未放回原处扣 2 分	5	
	12. 回收试剂（可检查制剂是否合格）	未倒入回收缸扣 5 分，错误扣 5 分	5	
	13. 完成书面报告（处方量计算及配制方法），报告勿污损	书面报告字迹不清晰，制法记录不完整扣 10 分；每空数据不准确扣 5 分	10	

项目	评分标准	扣分规则（总分 150 分）	标准分	实得分
质量评定	1. 称量操作方法准确、迅速；	1. 称量错误扣 3 分，不正确扣 2 分；	5	
	2. 药品配制顺序正确；	2. 顺序错误扣 5 分；	10	
	3. 制备好的制剂合格；	3. 容器中有沉淀物扣 20 分；	20	
	4. 操作过程中要轻柔，用具无破损	4. 打破器皿至少扣 10 分	15	
操作时间	完成时间（10 min 内）倒计时操作，到时停止操作，动笔即计算时间	开始时间		
		结束时间		
评委签字		总分	150	

附录三　樟脑酯的配制评分参考

项目	评分标准	扣分规则（总分 100 分）（若按 150 分计算，每项酌情增加）	标准分	实得分
准备	1. 着装整洁，戴帽子、口罩，头发不得外露，不佩戴首饰	一项不符合要求扣 2 分	5	
	2. 检查调配用具是否齐全、有无破损（用品：天平、量筒、烧杯、玻璃棒、药匙、称量纸、量杯、滴瓶、废料缸、废液缸）	未检查扣 1 分，放置不当扣 1 分	2	
操作步骤	1. 天平进行调零操作（调零时应将游码归零）	天平未调零扣 3 分，其他不符合要求扣 1 分	4	
	2. 选用正确的称量纸放于天平上	选错称量纸扣 2 分	2	
	3. 在天平右盘内放入相应克数的砝码或将游码移至相应克数，然后用药匙盛取适量樟脑轻放在左盘上直到天平休止后，指针指向零点；取下樟脑移入干燥烧杯中，将砝码收回原处或将游码归零	砝码取放错误每一次扣 3 分，多余药品未放入废料缸扣 3 分，其他不符合要求扣 3 分，烧杯未干燥扣 3 分	12	
	4. 用量筒量取相应量的乙醇倒入烧杯中，溶解搅拌	倾倒药液方法不符合要求扣 3 分，量取错误扣 3 分	6	
	5. 安装过滤装置	未做到“一贴二低三靠”，一项扣 3 分，错误操作扣 3 分	15	
	6. 过滤至量杯	未引流扣 3 分，液面高于滤纸扣 3 分，错误操作扣 3 分	9	
	7. 用少量乙醇润洗烧杯，将润洗液自滤器上转移至量杯中，用胶头滴管自滤器上定容	未润洗扣 3 分，未引流扣 3 分，未定容扣 3 分，操作错误扣 3 分	12	
	8. 将用过的药品放回原处，清理操作台上的杂物	用后药品未放回原处扣 2 分，未清理台面扣 2 分	4	
	9. 回收试剂	未倒入回收缸扣 2 分，错误扣 2 分	4	
	10. 完成书面报告（处方量计算及配制方法）	书面报告字迹不清晰，制法记录不完整扣 10 分	10	
质量评定	1. 称量操作方法准确、迅速；	1. 称量错误扣 3 分，不正确扣 2 分；	5	
	2. 制备好的制剂合格；	2. 容器中有沉淀物扣 5 分；	5	
	3. 操作过程中要轻柔，用具无破损	3. 打破器皿扣 5 分	5	
操作时间	完成时间（10 min 内）倒计时操作，动笔即计算时间，到时停止操作	开始时间		
		结束时间		
评委签字		总分	100	